Malen
mit Demenz
Das Praxishandbuch

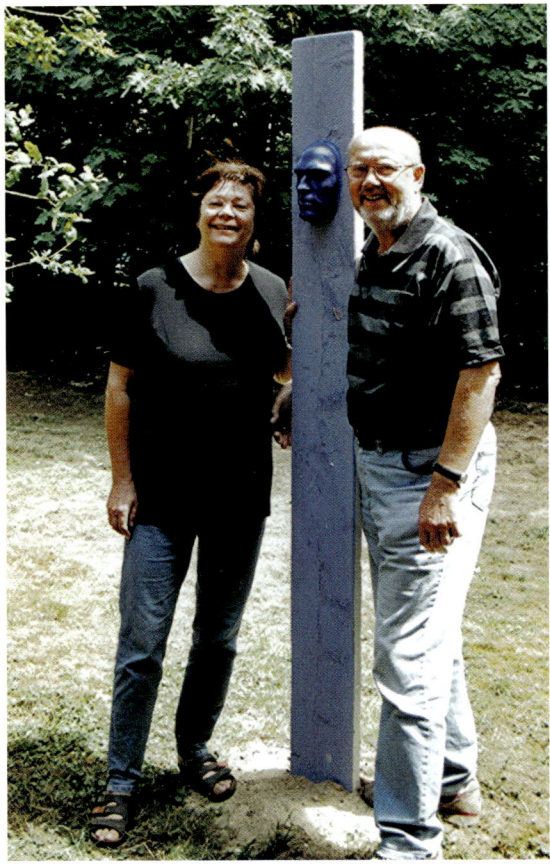

Bärbel und Horst Kießling (Foto: Horst Kießling)

Bibliografische Information der Deutschen Nationalbibliothek

Die Deutsche Nationalbibliothek verzeichnet diese Publikation in der Deutschen Nationalbibliografie; detaillierte bibliografische Angaben sind im Internet unter http://dnb.d-nb.de abrufbar.

Informationen zu unserem gesamten Programm, unseren AutorInnen und zum Verlag finden Sie unter: www.mabuse-verlag.de.

Wenn Sie unseren Newsletter zu aktuellen Neuerscheinungen und anderen Neuigkeiten abonnieren möchten, schicken Sie einfach eine E-Mail mit dem Vermerk „Newsletter" an: online@mabuse-verlag.de.

2. Auflage 2015
© 2014 Mabuse-Verlag GmbH
Kasseler Str. 1 a
60486 Frankfurt am Main
Tel.: 069 70 79 96-13
Fax: 069 70 41 52
verlag@mabuse-verlag.de
www.mabuse-verlag.de

Druck: BELTZ Bad Langensalza GmbH
ISBN: 978-3-86321-180-6
Printed in Germany

Malen
mit Demenz

Das Praxishandbuch

15 erprobte Beispiele für Angehörige,
Pflegekräfte und Pädagogen

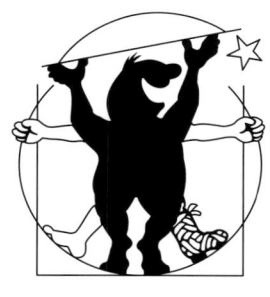

Mabuse-Verlag

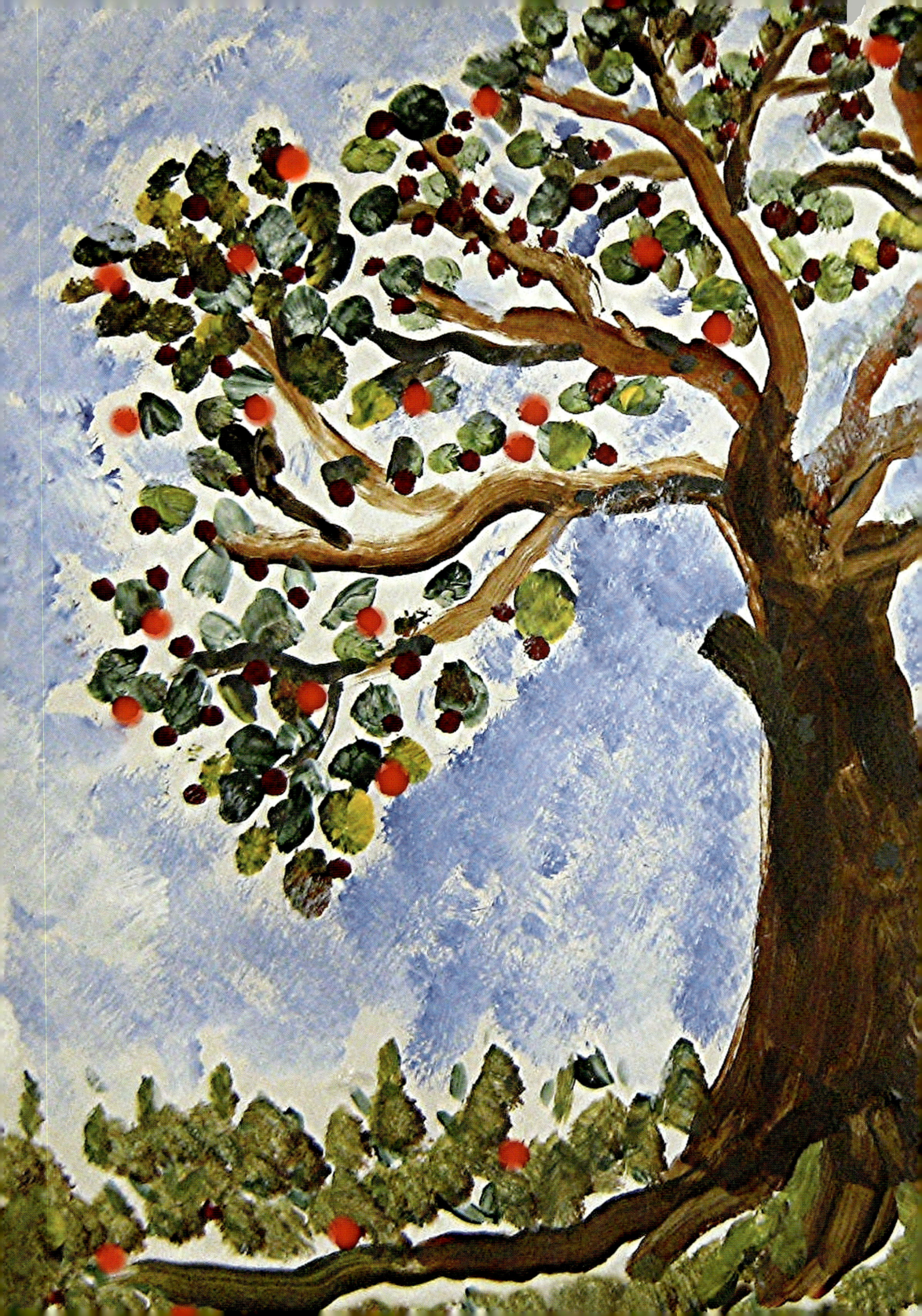

Malen
mit Demenz
Das Praxishandbuch

Aus der Praxis für die Praxis

Aufgrund unseres Berufes als Pädagogen und Künstler wurden wir gebeten, innerhalb des Projektes „Demente Menschen in der Kommune" ein Malprogramm zu entwickeln und zu realisieren.
Förderer war die Robert Bosch Stiftung.

Gedacht war an monatlich stattfindende Malnachmittage in einem Mehrgenerationenhaus. Die an Demenz erkrankten Menschen sollten mit je einer Betreuerin oder einem Betreuer aus ihren Familien abgeholt werden und einmal im Monat über das Thema Malen in besonderer Weise gefördert, unterhalten und beschäftigt werden.

Wir hatten während unserer Berufszeit als Lehrer über Jahrzehnte Erfahrungen im Bereich Kunstpädagogik gesammelt und arbeiteten dabei mit Kindern, Jugendlichen und Erwachsenen aus allen Schichten. Auch unser eigenes Alter – wir sind im Ruhestand – ließ uns das Thema interessant erscheinen und machte uns den Zugang leichter.

Beim Projekt „Malen mit Demenz" konnten wir drei Kompetenzen verknüpfen und einbringen:
Unsere langjährige Berufserfahrung in Pädagogik und Lehrtätigkeit, unser Engagement als Künstler sowie unsere persönliche Lebensphase.

Als wir uns entschlossen, im Projekt „Menschen mit Demenz in der Kommune" mitzuwirken, wollten wir uns Informationen und Anregungen holen.

Wir fanden mehrere Bücher zum Thema, die einerseits zu wissenschaftlich aufgebaut waren, andererseits mit zu vielen Vorgaben oder Gestaltungsprinzipien wenig Raum für Eigenkreationen ließen.

So konzipierten wir – manchmal auch an der Jahreszeit orientiert – unseren eigenen Arbeitsplan mit etwa je einem Maltag im Monat über einen fast zweijährigen Zeitraum. Wir versuchten dabei, Ansprechendes mit Anregendem, Spannendem, Emotionalem, Kurzweiligem, Individuellem, Produktivem und von den Teilnehmern* Leistbarem zu verbinden.

Nachdem wir im Vorfeld die Teilnehmer kennengelernt hatten, konnten wir ihre Fähigkeiten und ihr Verhalten einschätzen und stimmten die Einheiten auf ihre Aufnahme- und Leistungsmöglichkeit ab.

Die vorliegenden erprobten und detailliert ausgearbeiteten Praxiseinheiten möchten wir Ihnen in diesem Leitfaden zur Verfügung stellen. Es ist die Essenz aus zwei Jahren Erfahrungen beim Malen mit demenziell veränderten Menschen. Wie ein Rezeptbuch beinhaltet es alle „Zutaten", also konkrete, umsetzbare Arbeitseinheiten mit Materiallisten und Vorgehensweisen. Die Anleitung ist damit eine wertvolle Hilfestellung für die Praxis.

Wir wollen Mut machen zur Begegnung und zum Malen mit Menschen mit Demenz, weil dadurch neue Chancen eröffnet und Perspektiven verändert werden können.

Der positive Ansatz beim „Malen mit Demenz" bietet für alle Beteiligten eine große Bereicherung.

Horst und Bärbel Kießling

* Im Buch verwenden wir aus Platzgründen meistens nur die männliche Form bzw. an einigen Stellen die Abkürzung TN für Teilnehmer. Gemeint sind aber selbstverständlich immer beide Geschlechter!

Selbstwertgefühl steigern, Fähigkeiten pflegen

An Demenz erkrankte oder altersverwirrte Menschen verlieren viele Teile ihres Wissens und bis heute gibt es, wie bekannt, keinen Weg aus der Einbahnstraße Alzheimer bzw. Demenz. Auch das Malen kann dies im Grundsatz nicht verändern. Malen ist keine heilende Therapie.

„Malen mit Demenz" hat ein anderes Ziel: Es schafft glückliche Momente für alle Beteiligten und ist eine Auszeit von Krankheit. Das Malen ist als Aktivierung gedacht, als Abwechslung zum Alltag und als Pflege und Training von Fähigkeiten, die noch vorhanden sind.

Mit selbst gestalteten Bildern entsteht etwas Sichtbares, Greifbares, das in jedem Falle positiv ist. Aktiv sein, etwas produzieren dürfen, stolz sein auf das Resultat, das ist für jeden Menschen etwas Besonderes.

Das Malen in der Gruppe kann zudem ein positives Gemeinschaftserlebnis erzeugen: Es schafft neue Beziehungsebenen zwischen den Betreuern und den an Demenz erkrankten Menschen. Das gegenseitige Verständnis, das Eingehen aufeinander und die Sensibilisierung füreinander sind willkommene Nebeneffekte.
Oft lernt man die Menschen mit Demenz beim Malen von einer ganz neuen Seite kennen und entdeckt an ihnen nicht vermutete Wahrnehmungs- , Empfindungs- und Äußerungsfähigkeiten.

„Malen mit Demenz" lebt dabei von kleinen, einfachen Schritten. Wir nennen das die „kleinschrittige Methode", bei der behutsam, wohldurchdacht und zielstrebig das eigene Schaffen bis hin zum leistbaren fertigen Produkt angeregt, begleitet, gefördert und insgesamt ermöglicht wird.

„Malen mit Demenz" ist ein positives Ereignis durch das konkrete Erleben des eigenen Schaffens und das Erfahren des Wert-Seins im Prozess und im Resultat. So kann sich Lebensqualität neu steigern!

Die Autoren

Bärbel Kießling unterrichtete viele Jahre an Berufsschulen, Fortbildungszentren, hielt firmenbezogene Fortbildungsmaßnahmen in Bayern, Sachsen und Thüringen im Bereich Kommunikation; sie führte Einzelcoaching für Führungskräfte durch, betreute und förderte sozialschwache Jugendliche und unterrichtete Aussiedler.

Horst Kießling war Seminarrektor und leitete bayernweit Fortbildungsveranstaltungen vorwiegend im Bereich Kunsterziehung. Er war Schulamtsdirektor und Leiter des Staatlichen Schulamts Wunsiedel im Fichtelgebirge.

**Zudem sind beide Autoren seit vielen Jahren als bildende Künstler tätig und mit ihren Kunstausstellungen international vertreten. Sie sind engagierte Mitglieder im Kunstforum focus-europa e. V. und anderen Kunstvereinen.
Mit zahlreichen Bildern und Kunstobjekten sind sie im öffentlichen Raum vertreten für Universitäten, Städte, Krankenhäuser, Kirchen und Unternehmen in ganz Europa.
Mehr Informationen unter:
www.kunst-die-bewegt.de**

Birgit Osten, Tochter der beiden, ist Grafikdesignerin. Neben der Veröffentlichung von Kinderbüchern und Gestaltungskonzepten ist sie auch im Lehrbereich „Kunst und Kreativität" tätig. Diese Kompetenzen sind in das vorliegende Praxishandbuch mit eingeflossen.

Malen als Bereicherung

Wir gehen davon aus, dass sich Menschen, die Interesse haben am Malen mit an Demenz Erkrankten, bereits mit der Krankheit auseinandergesetzt haben und Vorkenntnisse besitzen. Dennoch möchten wir eine kurze Zusammenfassung von Basiswissen anbieten, ohne hier in die Tiefe bzw. ins Detail zu gehen.

Demenz allgemein

Die Demenz als Symptombeschreibung, der eine Erkrankung wie Alzheimer zugrundeliegen kann, zeigt sich im Verlust der geistigen Funktionen wie Denken, Erinnern, Orientierung und Verknüpfen von Denkinhalten. Dies führt dazu, dass alltägliche Aktivitäten nicht mehr eigenständig durchgeführt werden können.

Dieser Prozess ist derzeit bei rechtzeitiger Behandlung verzögerbar, jedoch weder aufhalt- noch umkehrbar.

Alzheimer/Demenz

Die Krankheit kann jeden treffen und die Häufigkeit steigt von etwa 2% beim Ausscheiden aus dem Berufsleben bis auf über 30% bei den über 90-Jährigen. Männer und Frauen sind gleichermaßen betroffen.

Die Ursachen für die Erkrankung sind bei Weitem noch nicht geklärt. Alzheimer tritt jedoch in einigen Familien gehäuft auf, da genetische Faktoren eine gewisse Rolle spielen könnten.

Es geht uns hier weder um Ursachenbeschreibung für das Auftreten von Demenz, noch um den Versuch einer Diagnostik.

Demenz in der Gesellschaft

Die Menschen werden dank des medizinischen Fortschritts immer älter. Deshalb nimmt auch die Zahl von Demenzerkrankungen analog zu. Mehr als 1 Million Deutsche leiden an Demenz in verschiedenen Ausprägungen. 2050 schätzt man ihre Zahl auf über 2,6 Millionen Kranke.

Trotzdem fehlt in der Gesellschaft noch immer ein tieferes Verständnis für Menschen mit Demenz, wie Gerhard Wagner von der Deutschen Alzheimer Gesellschaft feststellt.

Wie äußert sich die Demenz?

Demenz spielt sich im Gehirn ab. Demenz beginnt oft unmerklich. Als Hauptmerkmal verlangsamt sich das Denken in auffälliger Weise. Informationen aufnehmen und zuordnen, das Rechnen, planvolles Handeln, Neues einprägen fallen schwer.
Auch das Kurzzeitgedächtnis lässt nach, ebenso die Feinmotorik, die Koordination, der zeitliche und räumliche Orientierungs- und der Geruchssinn. Es kommt zu Wortfindungsstörungen, gerne wird auf stereotype Sprachmuster zurückgegriffen.

Oft ist eine stark unterschiedliche Tagesform im Geistigen, Sozialen und Motorischen beobachtbar.

Demenz äußert sich individuell und ganz unterschiedlich. Resignation aber auch Aggression und Stimmungsschwankungen können vor allem im späteren Stadium unvermittelt auftreten. Demenzerkrankte besitzen eine relativ hohe Sensibilität, resultierend daraus zeigen sie recht empfindliche, oft unerklärliche Reaktionen.

Inkontinenz, Apathie, Wiedererkennungsstörungen, Müdigkeit bis hin zur Bettlägerigkeit sind Kennzeichen späterer Stadien, die unsere Zielgruppe noch nicht betreffen.

Drei Phasen des Demenzverlaufs

In der ersten Phase ist meist nur das Denken betroffen. Doch gerade der Zustand zwischen dem Erkennen der wachsenden Defizite und der Verwirrtheit selbst macht Betroffene unsicher. Eigene Fehler werden zwar erkannt, jedoch aus Selbstschutz geleugnet. Die Folge sind Trauer und Wut über die eigene Unfähigkeit und Misstrauen gegenüber sich selbst und der Umwelt.

In der zweiten Phase nehmen die geistigen und körperlichen Defizite zu. Damit wächst auch die Abhängigkeit von einer unmittelbaren Bezugsperson. Der Wunsch nach Geborgenheit und Sicherheit und einem vertrauten Umfeld gewinnt an Bedeutung.

In der dritten Phase sind die Erkrankten verbal fast nicht mehr zu erreichen. Selbst Angehörige werden nicht erkannt. Trotzdem ist es möglich, diese Menschen über ihre Sinne zu erreichen und ihnen Nähe zu vermitteln.

Begegnung mit der Krankheit

Durch Einfühlungsvermögen, offenen Umgang, durch Anregung und auch durch Humor können Konflikte oder Gefühlsausbrüche oft umgangen oder zumindest abgemildert werden. Wichtig ist, dass die Äußerungen des oder der Erkrankten in so einer Situation nicht persönlich genommen werden dürfen.

Dabei können die individuellen Vorlieben und Erinnerungen aus dem Langzeitgedächtnis gute Hilfen oder Ankerpunkte liefern für individuelle Zuwendung oder Trost.

Kritik oder das Hinweisen auf Fehler ist meist nicht sinnvoll, da es der oder dem Erkrankten nur die eigenen Defizite vor Augen führt. Unauffällige Hilfestellungen, die diplomatisch verpackt sind, sind eine gute Lösung für ein harmonisches Miteinander.

Darum geht es beim „Malen mit Demenz"

Demenziell veränderte Menschen sind sich gerade in der ersten Phase ihrer zunehmenden Defizite durchaus bewusst. Dies führt zum Verlust von Selbstbewusstsein, Selbstwertgefühl, zu Ängsten und Unsicherheiten. Deshalb sind Menschen mit Demenz besonders empfänglich für Anerkennung und Ermutigung.

Das Malen kann hier eine wichtige Aufgabe übernehmen und dazu beitragen, das verlorene Selbstwertgefühl ein Stück weit wiederzugewinnen. Es dient als begleitende Maßnahme, die momentane Lebensqualität zu erhöhen und die verbliebenen Fähigkeiten zu pflegen und zu trainieren, um sie möglichst lange zu erhalten.

Neben den positiven Effekten für den Erkrankten sorgt das Malen auch für eine bessere Beziehung zur Begleitperson und wirkt für beide Seiten motivierend. Parallel werden die Familien entlastet, indem man ihnen eine Auszeit verschafft. Auch in der Gesellschaft, bei Nachbarn, Freunden, Betrachtern oder Besuchern kann das Malen zur Sensibilisierung und zum Verständnis beitragen.

Malen in späteren Stadien

In späteren Stadien der Erkrankung ist das Malen durchaus noch möglich. Die Malaktionen gehen aber dabei kaum mehr von konkreten Vorerfahrungen, Eindrücken und Erlebnissen, also von bildnerischen Inhalten und Themen aus, sondern reduzieren sich zum Beispiel auf das Hinterlassen von Spuren verschiedener Art mit Pinsel und Farbe auf Malflächen.

Dabei entstehen oft schwingende, kreisende, aber auch impulsiv-eckig-zackige Farbformen. Und diese vom Gegenstand befreiten Aktionen können für Menschen mit Demenz auch mit großem Lustgewinn verbunden sein.

Darum geht es nicht

Es geht nicht um Kreativitätsbildung, wie sie vom Kunstunterricht in Schulen gefordert wird, doch so oft wie möglich um Nutzung eventuell noch vorhandener Kreativität.

Es geht nicht um große Kunst und den Anspruch auf Leistung. Nicht das Produkt allein steht im Vordergrund, sondern das Tun des Erkrankten, der Prozess. Trotzdem muss das Produkt aus der Sicht der oder des Demenz-erkrankten wertvoll sein.

Es geht nicht um Therapie, die das Ziel der Verlangsamung oder Veränderung und Besserung der Krankheit hat.

Es geht nicht um sinnfreie Beschäftigung nur um der Aufsicht und der gesicherten Betreuung willen.

Es geht auch nicht um einen Malkurs, bei dem systematisch etwas gelernt wird.

Wichtig ist vielmehr, dass die demenziell veränderten Menschen die Malstunden als etwas Schönes erleben, dabei kleine Glücksmomente verspüren und ein gutes Selbstwertgefühl mitnehmen, das bewusst oder unbewusst in die Lebensqualität ihres Alltags ausstrahlt.

Beziehungsaufbau im Vorfeld

Malen mit Menschen mit Demenz in der ersten Krankheitsphase

Die vorliegende Anleitung bezieht sich auf Menschen in der ersten Phase der Erkrankung. Sie besitzen noch die nötigen sozialen, geistigen und körperlichen Fähigkeiten, um am Malprojekt teilzunehmen, und können daraus den Nutzen für sich ziehen: Verbliebene Fähigkeiten werden trainiert und erhalten, neue, vielleicht bisher nicht praktizierte Ausdrucksmöglichkeiten werden entdeckt. Gedächtnis, Ausdauer und Konzentration werden trainiert und letztlich kann Kreativität angestoßen werden.

Begegnung auf Augenhöhe mit Respekt und Würde

Die Vorbedingung für das Arbeiten mit Demenzerkrankten ist die Freude am Umgang mit Menschen. Grundsätzlich muss sich jede Begegnung und Arbeit mit ihnen an der Würde des Menschen orientieren. Das bedeutet zum Beispiel, dass die Teilnehmer selbstverständlich höflich mit ihrem Nachnamen angesprochen werden.

Kennenlernen im Vorfeld schafft Vertrauen

Den eigentlichen Maltagen sollten unbedingt eine oder mehrere Begegnungen vorausgehen, um die nötige Vertrauensbasis zu schaffen und um die individuellen Leistungsfähigkeiten und Eigenheiten der Teilnehmer einschätzen zu können.
Die Menschen, mit denen wir bei unserem Projekt gemalt haben, wurden für die Malnachmittage aus ihren Familien abgeholt. Sie haben zusammen mit je einer Betreuerin, die meist selbst mitgemalt hat, daran teilgenommen.

Verbliebene Fähigkeiten nutzen und pflegen

Jeder demenziell erkrankte Mensch hat noch Fähigkeiten, die er nutzen und erleben möchte und die er unbedingt pflegen sollte. Es gilt, zu erkennen und zu nutzen, was selbst geleistet werden kann.
Zweifelsfrei gehört zu diesen Fähigkeiten das Malen, bei dem man eigenständig eine Spur hinterlässt, auch wenn man bisher wenig gemalt hat oder behauptet, man könne nicht malen.

Zudem kann das Singen bekannter Lieder, das Sprechen vertrauter Gebete, einst gelernter Gedichte und Verse, ja selbst das Tanzen zu diesen weitgehend noch vorhandenen und abrufbaren Fähigkeiten gehören, die oft mit großer Hingabe und Freude praktiziert werden.
In den Malkurs können deshalb auch Elemente aus diesen Bereichen integriert werden.

10

Klare Sprache sorgt für Verstehen und Erfassen

Der Leiter sollte langsam, deutlich und laut, in einfacher Sprache mit kurzen Sätzen sprechen. Lange Begründungen oder detaillierte Ausführungen sind unnötig und werden auch meist nicht erfasst.
Der Leiter sollte Ruhe und Klarheit ausstrahlen. Immer wieder muss der Augenkontakt und damit die persönliche Ansprache gesucht werden.

Echtes Lob an richtiger Stelle motiviert und kommt an

Kritik und das Herausstellen von Fehlleistungen oder gar diese in der Gruppe zu bereden, wirkt kontraproduktiv. Besser ist es, Misserfolgen vorzubeugen und Gelungenes hervorzuheben. Die Anerkennung positiver Leistungen bei einer Bildgestaltung, wie eine besondere Idee, eine besonders gute Einteilung, eine angemessene Größe des Dargestellten und so weiter, werden von jedem Teilnehmer genossen und motivieren ihn.

Flexibilität im Umgang mit Befindlichkeiten

Wenn ein Teilnehmer signalisiert, dass er nicht mehr mitarbeiten möchte, dann sollte man darauf eingehen. Das Malen an sich ist oft ein anstrengender Schaffensakt und nicht jeder hat die gleiche Tagesform. Oft hilft ein nettes Wort oder eine sanfte, aufmunternde Berührung an der Schulter über eine Hürde hinweg.

Leiter und Assistenz

Mehrere Malende gleichzeitig zu betreuen, den richtigen Moment für Hilfestellung zu erkennen, echtes Lob und ehrliche Anerkennung zu geben, erfordert ein hohes Maß an Energie, das in erster Linie der Leiter mitbringen muss.
Unverzichtbar neben ihm ist ein sensibler und sachkundiger Assistent. Er sollte mit der Aufgabenstellung, dem Arbeitsprozess und den Techniken vertraut sein und kann begleitend unterstützen.

Die Begleitperson

Entscheidend für das Gelingen ist die Begleitung durch die Betreuungsperson. Auch Sie setzt die Gestaltungsaufgaben für sich um. Gleichzeitig geht sie feinfühlig und umsichtig auf den von ihr betreuten Menschen ein und gibt nach Bedarf Hilfestellung.

Selbstständigkeit fördern Hilfe als Angebot

Jeder Teilnehmer soll dort abgeholt werden, wo er sich gerade emotional, sprachlich und aufgabenmäßig befindet. Größtmögliche Selbstbestimmung und Selbstständigkeit des Teilnehmers sollen angestrebt werden. Leiter und Betreuer zeigen, leiten an, geben Anregungen und helfen bei Bedarf weiter.

Deutung vermeiden

Auf eine Deutung der entstandenen Produkte hinsichtlich medizinischer oder psychologischer Zusammenhänge und Hintergründe sollte zur Wahrung der Intimsphäre verzichtet werden.

Die sorgfältige Vorbereitung

Die sorgfältige Vorbereitung als Schlüssel zu gutem Gelingen

Im Interesse eines reibungslosen Ablaufs und einer entspannten Arbeitssituation sind die gute Vorbereitung der methodischen Umsetzung und das sorgfältige Bereitstellen aller Materialien im Vorfeld zwingend.

Im Nachhinein erachten wir die akribische Vorbereitung und Bereitstellung der Materialien als entscheidend für den Erfolg der Malkurse.

Die richtige Gruppengröße

Die Größe der Gruppe kann bei einem Kursleiter mit Assistent etwa 10 Teilnehmer plus Betreuer betragen, da dies organisatorisch und stimmlich gerade noch leistbar ist.

Die Zusammensetzung unserer Malgruppe änderte sich im Lauf der zwei Jahre deutlich, einige schieden aus, weil ihre Demenz weiter fortschritt, neue Teilnehmer kamen hinzu, die sich meist erstaunlich unkompliziert integrierten.

Ein fester Ablauf gibt Sicherheit

Es ist für alle Beteiligten gut, wenn der Ablauf jedes Maltreffens möglichst gleich verläuft. Zum Beispiel trifft man sich jeden ersten Mittwoch im Monat zum Malen, immer von 14:00 bis 16:30 Uhr im gleichen Raum, am gleichen Ort, bei gleicher Sitzordnung.

- *Eintreffen*
- *Begrüßung*
- *Teilaufgabe 1*
- *Kaffeepause*
- *Teilaufgabe 2 (kürzer)*
- *Rückblick*
- *Ergebnisbetrachtung*
- *Würdigung*
- *Aufräumen*
- *Verabschiedung*

Der ideale Zeitraum – Anspannung und Entspannung

Als Zeitraum für einen Malkurs sind etwa zwei Stunden inklusive Pause zu empfehlen – im Sinne der Teilnehmenden und der Kursleiter. Denn die Leichtigkeit, die Freude am Tun sollen erhalten bleiben. Das richtige Maß an konzentriertem, anregendem Arbeiten und Entspannung soll gegeben sein.

Die Räumlichkeit – Platz und Licht

Die Aufstellung der Tische und die Sitzordnung sollten ausreichend Platz und Licht zum Arbeiten bieten und eine gute Sicht zum Leiter ermöglichen. Ideal sind unempfindliche, abwaschbare Tischplatten. Sonst empfehlen wir Arbeitsauflagen aus dicker Pappe oder Folien, die möglichst an den Ecken angeklebt werden sollten.
Eine Wasserstelle mit Heiß- und Kaltwasser ist ebenso wichtig wie das gut erreichbare WC.

Malkleidung zum Überziehen

Wir empfehlen Malkittel oder Schürzen, die über die normale Kleidung an- und ausgezogen werden können. Erfahrungsgemäß ist den Teilnehmern aber ein gepflegtes Auftreten oft wichtiger. Sie können natürlich selbst über ihre Kleidung bestimmen.
Andererseits kann Arbeitskleidung auch Arbeitseifer auslösen.

Das Material – praktisch und strapazierfähig

Alle verwendeten Materialien, Hilfsmittel und Werkzeuge bringt der Leiter mit.

Als Farben auf wasserlöslicher Basis sind Acrylfarben ideal. Sie besitzen hohe Leucht- und Deckkraft, sind geruchsneutral und lassen sich in *nassem* Zustand gut auswaschen. Das Papier, besser der Karton sollte strapazierfähig und saugend sein.

Eine gute Atmosphäre als Basis für Entfaltung

Grundsätzlich sollte eine heitere, frohe und entspannte Atmosphäre herrschen. Ein geordnetes und stressfreies Vorgehen ohne Hektik ist eine gute Ausgangsbasis. Dazu trägt die sorgfältige Vorbereitung bei.

Kleinschrittiges Vorgehen

Das entscheidende Prinzip für einen gelungenen Malkurs mit Menschen mit Demenz ist das Prinzip der Kleinschrittigkeit. Demenzerkrankte können am besten einen Schritt nach dem anderen tun. So können sie ohne Überforderung zum Ziel gelangen. Deshalb muss vom Leiter genau vorgeplant werden, wie er zielorientiert, aber ohne Aufdringlichkeit durch den gesamten Prozess führt. So kann das bereits Geleistete als Teilziel für den Teilnehmer und den Leiter abgehakt, als Erfolg verbucht werden und belastet das weitere Vorgehen nicht. Die nächste Anforderung, der nächste Schritt, das nächste Teilziel kann freudig, entspannt und doch mit Spannung angegangen werden.

Die Themen

Die Gestaltungsinhalte sind aus der realen Gegenstandswelt des demenziell veränderten Menschen zu beziehen, zum Beispiel „Kerze, Schneemann, Blüte, Baum, Marienkäfer". Ideal sind Themen, die auch im Langzeitgedächtnis der Teilnehmer verankert sind. So können frühere, lang zurückliegende Erlebnisse in die Arbeit einfließen.

Das Erlebnis mit dem Kirschbaum der ältesten Teilnehmerin ist dafür ein gutes Beispiel (siehe Seite 25).

Anleiten

Wichtig ist, fertige Bilder oder Teilschrittprodukte als Demonstrationsmaterial mitzubringen.

Die Arbeitsschritte sollten gut sichtbar vorgemacht werden. Oft sind Wiederholungen nötig. Variationen oder große Entscheidungen sollten nicht verlangt werden. Wenn ein Teilnehmer selbstständig auf eine Variation stößt, so ist das eine besondere „Geschenksituation".

Pause – so wichtig wie die Arbeit selbst

Pausen sind wichtig als Erholung für alle Beteiligten. Der Zeitraum liegt idealerweise zwischen zwei Teilschritten. Damit ist auch etwas erfolgreich erreicht und geschafft.

Die Pause wird genutzt zum Aufsuchen des WC, Hände waschen, Kaffeetrinken, Reden ... und Entspannen.

Ihre Dauer richtet sich nach den Bedürfnissen der Teilnehmer und dem Arbeitsablauf, zwischen einer Viertel- und einer halben Stunde. Es ist sinnvoll, für die Pause in einen anderen Raum zu wechseln. Bei uns haben die Betreuerinnen regelmäßig im Wintergarten eine Tafel für alle mit Kaffee und Kuchen gedeckt.

Gemeinsames Singen kann dabei eine willkommene Abwechslung sein. Eventuell können die Betreuer für jeden ein Liederheft in Großschrift mit speziell ausgesuchten Liedern bereithalten.

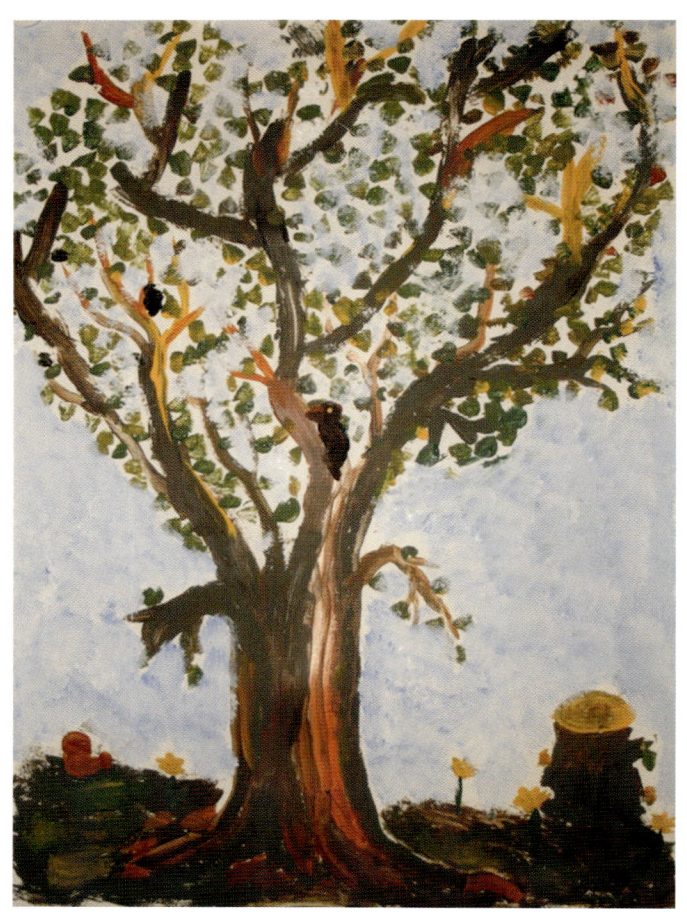

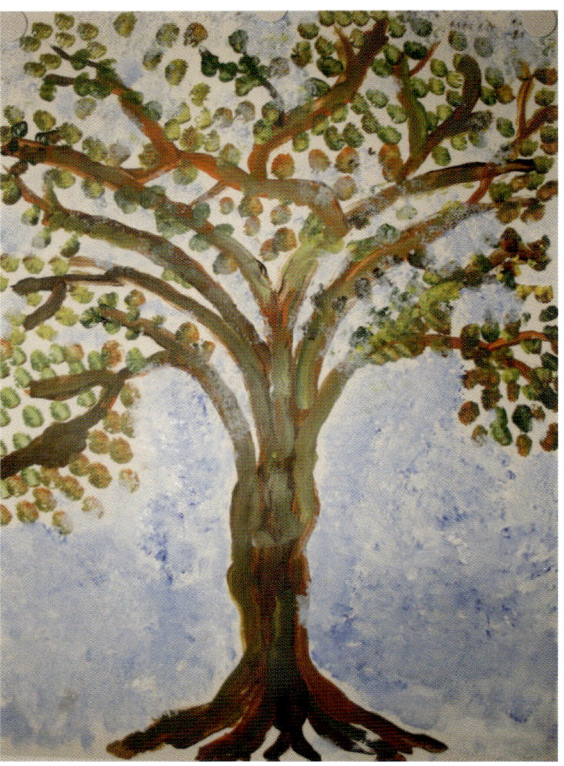

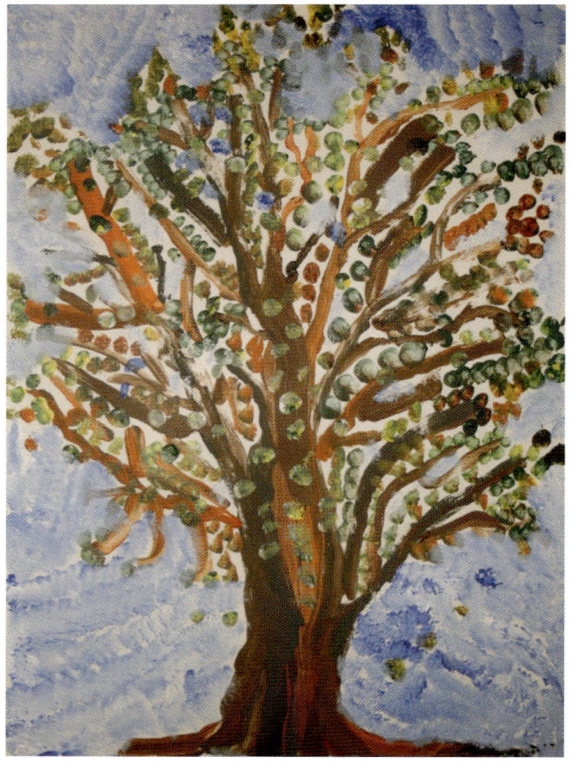

Malen
mit Demenz

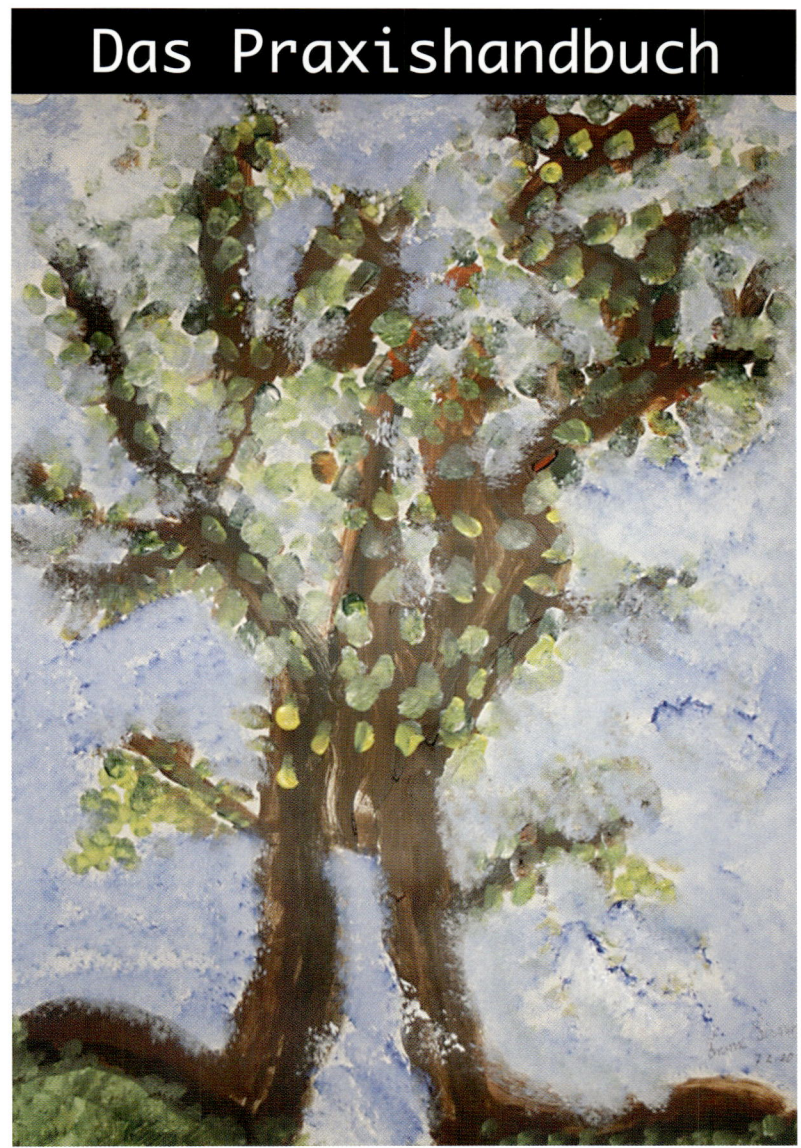

Das Praxishandbuch

Aufbau der Arbeitseinheiten

Erprobte Einheiten

Die im Folgenden beschriebenen praktischen Beispiele der bildnerischen Arbeit mit demenziell veränderten Menschen sind erprobt und erbrachten allesamt engagierte Leistungen im Arbeitsprozess und am Ende der jeweiligen Einheit eindrucksvolle Ergebnisse.

Einteilung in Schwierigkeitsgrade

Die Arbeitseinheiten sind in ihrem Anspruchsniveau unterschiedlich und dementsprechend gekennzeichnet von „sehr einfach" (*) über „mittel" (**) bis „anspruchsvoll" (***).
Je nach Gruppenzusammensetzung, Leistungsfähigkeit und Befindlichkeit der Teilnehmer bzw. den Vorkenntnissen und dem Mut der Leiter können sie frei ausgewählt werden. Auch ist die Abfolge im Buch nicht zwingend.

Aufbau der Einheiten
Material und Methode

Um dem Leser die praktische Umsetzung zu erleichtern, werden bei jeder Arbeitseinheit zuerst die Materialien aufgelistet, die von dem Leiter im Vorfeld ausgewählt, vorbereitet und jedem Teilnehmer – meist sukzessive dem Gestaltungsprozess folgend – bereitgestellt wurden.

Darauf folgt eine weitere Auflistung von Materialien, die vorbereitet wurden und bereitlagen entweder als Demonstrationsmaterial oder als situatives Bedarfsmaterial zur Erleichterung des Arbeitens.

An diese beiden Abschnitte schließt sich die detaillierte Beschreibung des methodischen Ablaufs an, wobei bildliche Darstellungen als Hilfen für den Arbeitsprozess und Abbildungen von Ergebnissen das eigene Umsetzen verdeutlichen und erleichtern sollen.

Flexibilität und Abwandlung

Die Einheiten folgen einem erprobten Ablauf. Jedoch kann es vorkommen, dass äußere Umstände, andere Ideen oder Wünsche dazu führen, Dinge abzuändern oder umzustellen. Die Einheiten dienen als Ankerpunkte, um in den Malsituationen für den Leiter und die Assistenz größtmögliche Freiheit zu bieten, sich auf die Betreuung einzulassen.

Eigene Einheiten weiterentwickeln

Die im Folgenden beschriebenen praktischen Beispiele bieten in ihrem Aufbau viele Anregungen für weitere Einheiten, die abgeleitet und weiterentwickelt werden können. Wir freuen uns, wenn „Malen mit Demenz" als Projekt weitergetragen wird und Motivation bietet, sich der Aufgabe mutig und kreativ zu stellen.

Originalgröße
siehe nächste Seite

II. Praxisteil

1. Die Kerze **

Material pro Teilnehmer

für die Kerzen
6 Streifen rotes Tonpapier
vorgeschnitten:
einige Streifen 4-7 cm
und einige 9-12 cm lang,
unten quer abgeschnitten
und oben quer gerissen

dazu
1 festes weißes Papier
oder Malkarton
in A3, Querformat

1 Klebestift
(z. B. UHU stic MAGIC)

Material allgemein

zur Demonstration
ein fertiges Bild mitbringen

fingerdicke Ölpastell-
kreiden:
weiß, gelb, orange, rot,
schwarz, grün, braun

evtl. dicker schwarzer
Filzstift, der reihum geht,
für den Docht

1 große rote
Stumpenkerze
zum Anzünden

Methodischer Ablauf

Einleitende Worte zur Kerze:

Das Thema „Kerze" eignet sich gut
für die Weihnachtszeit.

Winterzeit, Adventszeit, dunkle Zeit:
Menschen sehnen sich nach Licht.
Kerze entzünden, anschauen, erzählen.

Eventuell Sprechvers:

> „Advent, Advent, ein Lichtlein brennt,
> erst eins, dann zwei, dann drei, dann vier,
> dann steht das Christkind vor der Tür."

Sollte die Maleinheit zu einer anderen
Jahreszeit stattfinden, kann die Einleitung
zur Kerze auf die Begriffe Freude, Feier
und Licht abgestimmt werden.

Teil 1
Die Kerzen und den Docht
anfertigen

• Malkarton auf der Rückseite mit
  Name, Datum beschriften lassen;

• eigene Kerze aus Papierstreifen
  auswählen und mit Klebestift
  einstreichen;

• aufkleben im unteren Teil der
  Bildfläche, damit sich oben das
  Licht ausbreiten kann
  (Muster zeigen!);

• Docht mit Filzstift oder Ölpastellkreide
  reihum einzeichnen lassen;

• Flamme als ovalen Fleck zeichnen
  und gelb und rot ausmalen.

Pause
nochmals den Adventsvers sprechen,
ausruhen, Abstand gewinnen.

Teil 2
nach der Pause
Die Kerzenstrahlen zeichnen

Die Kerze strahlt Licht aus:

• Demonstration des Zeichnens
  konzentrischer Strahlen durch Drehen
  der Malfläche, Strahlenstriche
  entweder vom Malenden wegwärts
  oder auf ihn zu zeichnen;

• erste Runde der Strahlen in Gelb,
  dann in Orange und Rot zeichnen;

• evtl. weitere Kerzen gestalten;

• einige schnelle Arbeiter zeichnen
  mit Grün und Braun einen Zweig oder
  sie malen einen Hintergrund;

• Signieren der Werke, möglichst
  rechts unten mit Initialen oder
  ganzem Namen;

• die Bilder aufhängen, bewundern.

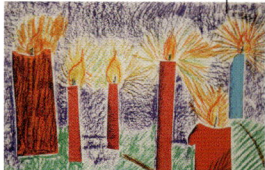

Abschluss

• Singen von Weihnachtsliedern
• Platz aufräumen
• Ausblick auf nächstes Treffen
• Verabschiedung

*Übrigens: Eine besonders gelungene, zu
Hause weiter ausgestaltete Arbeit wurde
als Motiv für die Weihnachtskarte des
Landkreises Wunsiedel i. F. verwendet.*

*Vielleicht haben Sie auch eine Idee,
wie eines oder mehrere Motive der
Teilnehmer weitergetragen werden können ...*

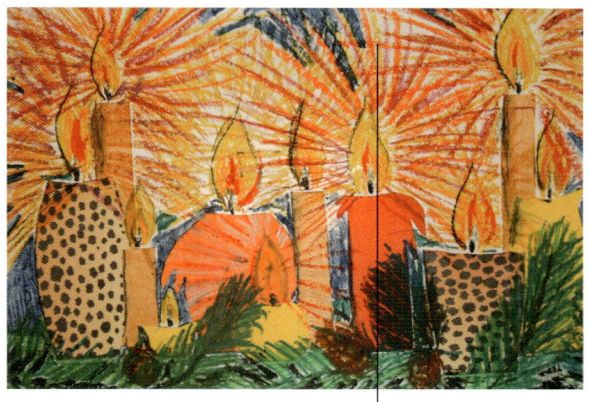

Materialliste für jeden Teilnehmer

und

Materialliste allgemein

Die Texte in den Linienkästen enthalten auf das jeweilige Thema abgestimmte, kleine Ergänzungen, wie Gedichte, Liedtexte, Zitate. Sie können bei Bedarf eingebracht werden und sorgen für Abwechlung und Inspiration.

Kursive Texte geben Hinweise über die Methodik hinaus, wie z. B. weiterführende Tipps oder authentische Begebenheiten aus den Kursen oder zusätzliche Anregungen.

II. Praxisteil

1. Die Kerze **

Material pro Teilnehmer

**für die Kerzen
6 Streifen rotes Tonpapier
vorgeschnitten:
einige Streifen 4-7 cm
und einige 9-12 cm lang,
unten quer abgeschnitten
und oben quer gerissen**

**dazu
1 festes weißes Papier
oder Malkarton
in A3, Querformat**

**1 Klebestift
(z. B. UHU stic MAGIC)**

Material allgemein

**zur Demonstration
ein fertiges Bild mitbringen**

**fingerdicke Ölpastell-
kreiden:
weiß, gelb, orange, rot,
schwarz, grün, braun**

**evtl. dicker schwarzer
Filzstift, der reihum geht,
für den Docht**

**1 große rote
Stumpenkerze
zum Anzünden**

Methodischer Ablauf

Einleitende Worte zur Kerze:

Das Thema „Kerze" eignet sich gut
für die Weihnachtszeit.

Winterzeit, Adventszeit, dunkle Zeit:
Menschen sehnen sich nach Licht.
Kerze entzünden, anschauen, erzählen.

Eventuell Sprechvers:

*„Advent, Advent, ein Lichtlein brennt,
erst eins, dann zwei, dann drei, dann vier,
dann steht das Christkind vor der Tür."*

Sollte die Maleinheit zu einer anderen
Jahreszeit stattfinden, kann die Einleitung
zur Kerze auf die Begriffe Freude, Feier
und Licht abgestimmt werden.

Teil 1
Die Kerzen und den Docht
anfertigen

- Malkarton auf der Rückseite mit
  Name, Datum beschriften lassen;

- eigene Kerze aus Papierstreifen
  auswählen und mit Klebestift
  einstreichen;

- aufkleben im unteren Teil der
  Bildfläche, damit sich oben das
  Licht ausbreiten kann
  (Muster zeigen!);

- Docht mit Filzstift oder Ölpastellkreide
  reihum einzeichnen lassen;

- Flamme als ovalen Fleck zeichnen
  und gelb und rot ausmalen.

Pause
nochmals den Adventsvers sprechen,
ausruhen, Abstand gewinnen.

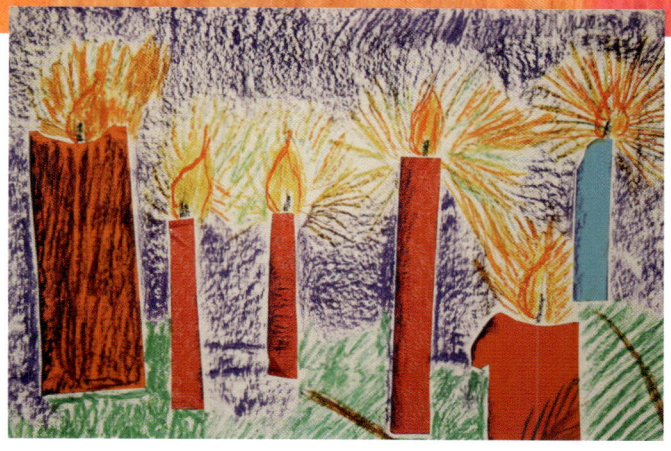

Teil 2
nach der Pause
Die Kerzenstrahlen zeichnen

Die Kerze strahlt Licht aus:

- Demonstration des Zeichnens konzentrischer Strahlen durch Drehen der Malfläche, Strahlenstriche entweder vom Malenden wegwärts oder auf ihn zu zeichnen;

- erste Runde der Strahlen in Gelb, dann in Orange und Rot;

- evtl. weitere Kerzen gestalten;

- einige schnelle Arbeiter zeichnen mit Grün und Braun einen Zweig oder sie malen einen Hintergrund;

- Signieren der Werke, möglichst rechts unten mit Initialen oder ganzem Namen;

- die Bilder aufhängen, bewundern.

Abschluss

- Singen von Weihnachtsliedern
- Platz aufräumen
- Ausblick auf nächstes Treffen
- Verabschiedung

Übrigens: Eine besonders gelungene, zu Hause weiter ausgestaltete Arbeit wurde als Motiv für die Weihnachtskarte des Landkreises Wunsiedel i. F. verwendet.

Vielleicht haben Sie auch eine Idee, wie eines oder mehrere Motive der Teilnehmer weitergetragen werden können ...

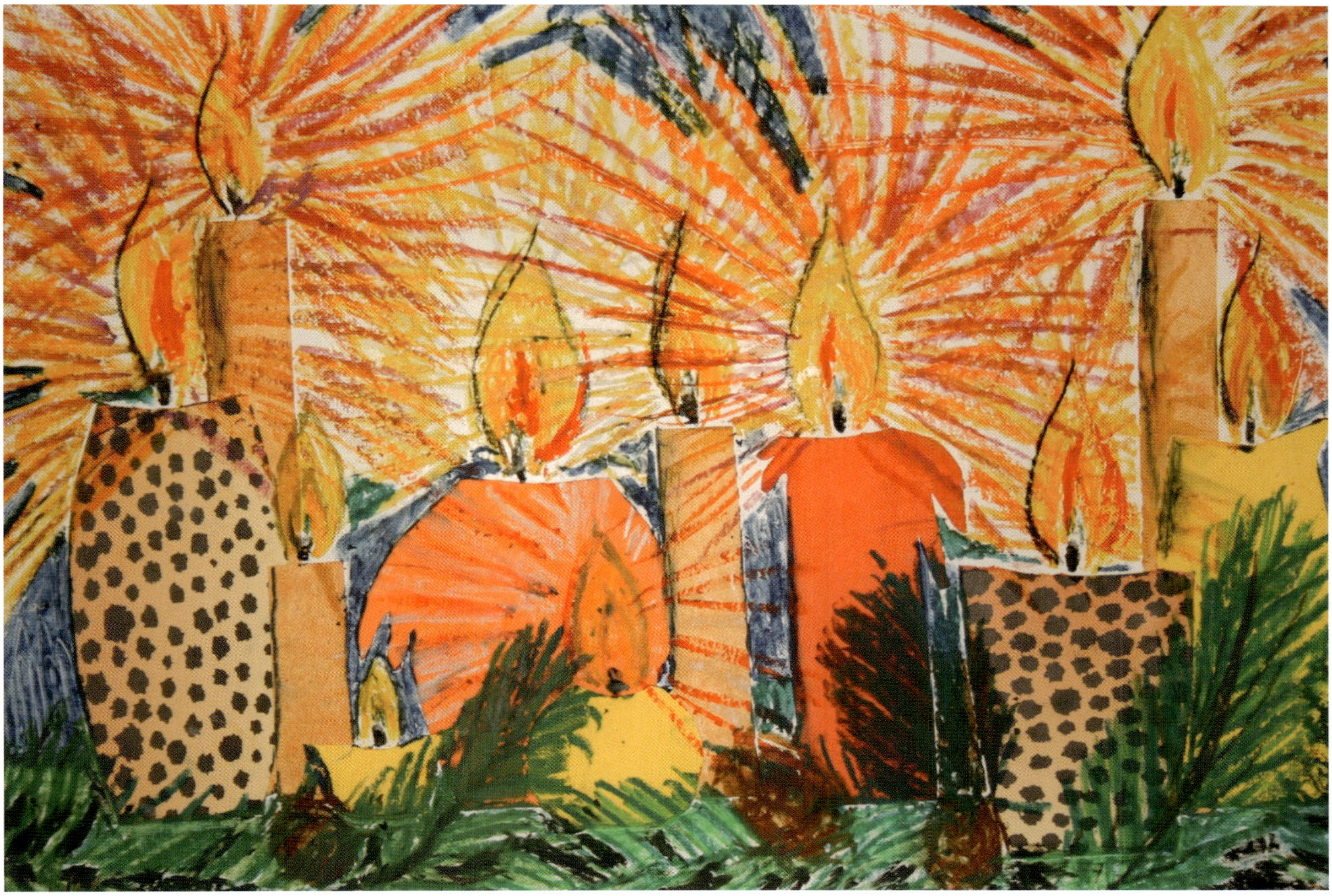

2. Der Schneemann **

Material pro Teilnehmer

1 weißer Malkarton A3, Hochformat

3 Papierscheiben, weiß Durchmesser ca. 10, 7, 4 cm, vorbereitet oder auszuschneiden bzw. zu reißen

1 Klebestift

1 weiße Wachskerze

1 Schere

Material allgemein

blaue Tinte, etwas verdünnt, Schwamm oder breiter, weicher Pinsel, Glasgefäß zum Anrühren

Streichhölzer oder Feuerzeug

schwarzes, weißes und buntes Tonpapier

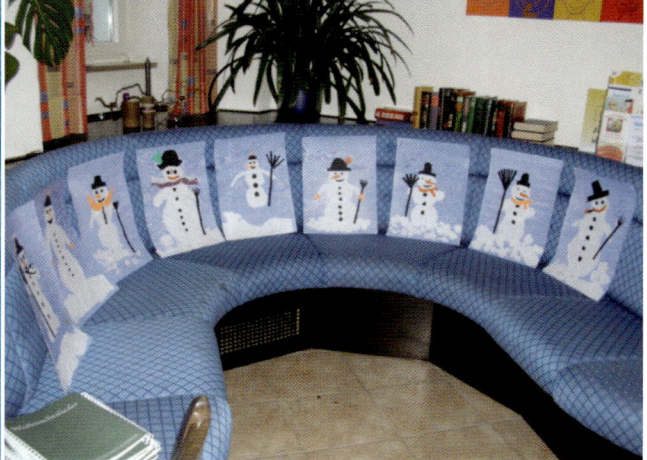

Methodischer Ablauf

Einleitende Worte zum Schneemann:

Winterzeit – heute wollen wir es „schneien" lassen und einen Den Schneemann „bauen".

Teil 1
Mit Kerze die Schneeflocken tropfen

- Vorstellen eines fertigen Schneemann-bildes und seiner Einzelteile;

- jeder schneidet/reißt seine drei Kreise;

- A3-Kartons verteilen, auf Rückseite beschriften lassen;

- wir lassen es geheimnisvoll „schneien" (Demonstration!);

- Kerzen anzünden und Wachs auf das Blatt tropfen mit Betonung des oberen Teils.

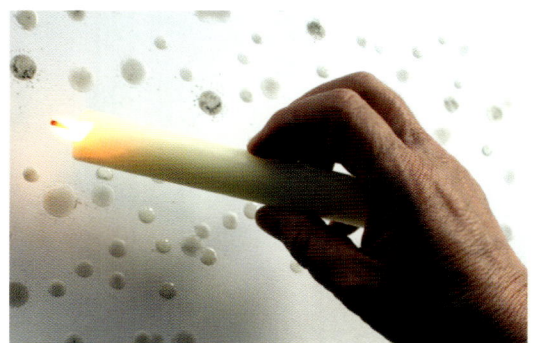

Pause

Während die Teilnehmer pausieren, überziehen Leiter und Helfer die Blätter mit Pinsel oder Schwamm mit einer Blauschicht. Diese perlt an den Wachs-stellen ab, so dass das weiße Papier durchleuchtet.

Eventuell ist dieser Arbeitsschritt auch von den Teilnehmern leistbar.

Trocknen lassen!

Die Teilnehmer staunen bei ihrer Rück-kehr über die tanzenen „Flocken".

Teil 2
nach der Pause
Den Schneemann bauen

- Das Aufkleben zeigen: von unten nach oben wie beim Schneemannbau, dabei weit unten am Blatt beginnen;

- nach Wunsch und auf Anregung: Ergänzung des Schneemanns mit Hut/Zylinder, gelber Nasen-Rübe, gemalten Augen, Knöpfen, evtl. sogar Stock oder Besen malen oder ausschneiden und aufkleben;

- „Schnee" für den Boden reißen und aufkleben.

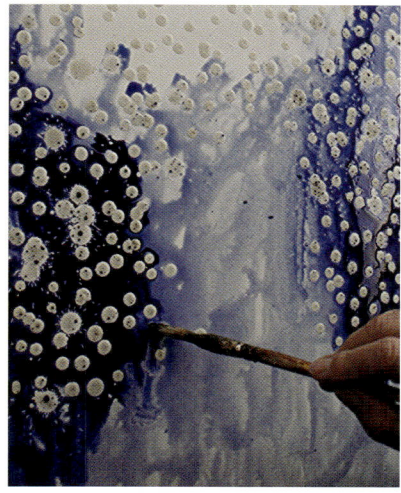

Abschluss

- betrachten
- Gedicht oder Lied „Schneeflöckchen ..."
- Würdigung
- Ausblick
- Verabschiedung

Der Schneemann

Seht, da steht er, unser Schneemann!
Das ist ein Geselle!
Stehet fest und unverzagt,
Weicht nicht von der Stelle.

Schaut ihm in die schwarzen Augen!
Wird euch denn nicht bange?
In der linken Hand da hat er
Eine lange Stange ...

... Über ihn kann nur der Frühling
Einen Sieg gewinnen:
Blickt ihn der nur an von ferne,
Wird er gleich zerrinnen.

Aber halt dich tapfer, Schneemann!
Lass dir offenbaren:
Stehst du morgen noch, so wollen
Wir mit Schlitten fahren.

(nach August Heinrich
Hoffmann von Fallersleben)

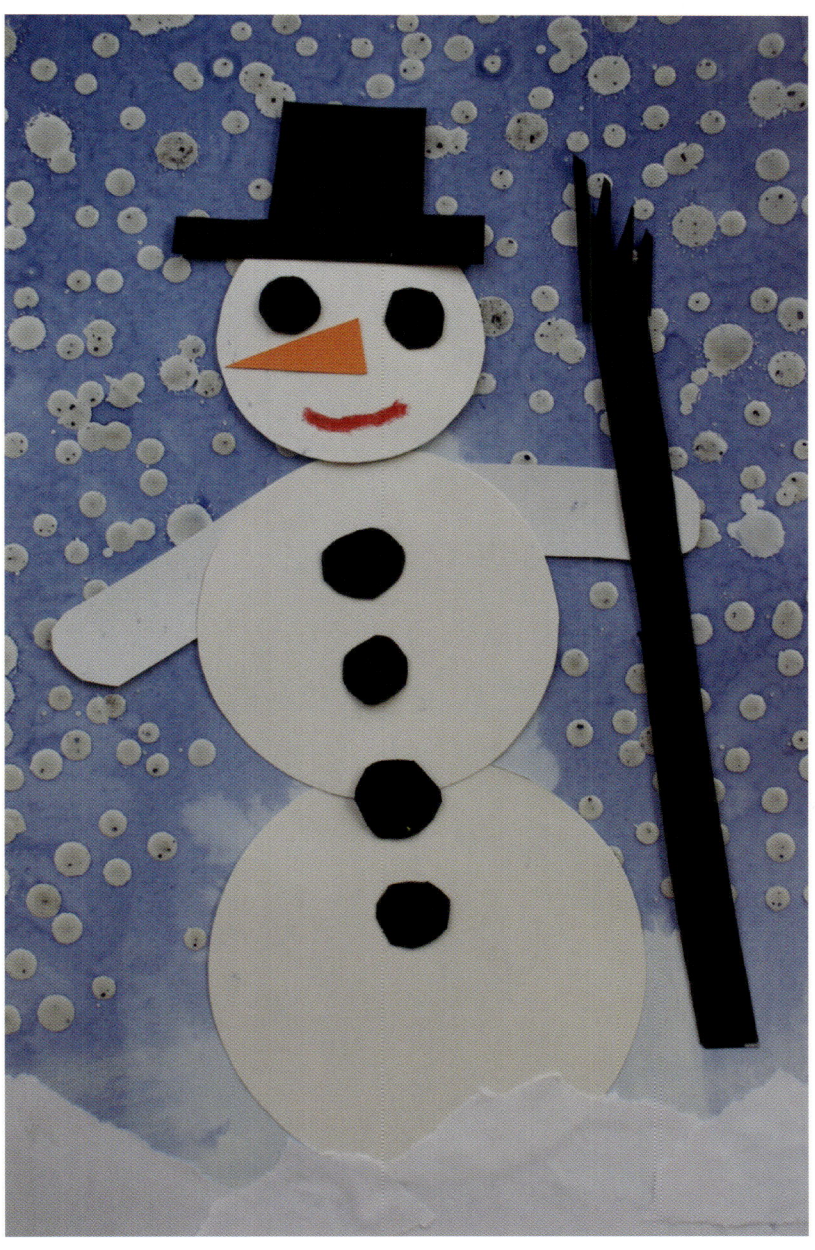

3. Der Baum ***

Methodischer Ablauf

Material pro Teilnehmer

**1-2 Papiere, A3
bzw. Malkarton,
auch hellblaues Tonpapier**

**1-2 Borstenpinsel,
fingerdick**

**1 Pappteller
als Farbpalette**

**1 Wassergefäß,
z. B. altes Gurkenglas**

1 Mallappen

Material allgemein

**Dispersionsfarben
in Flaschen:
braun, grün, blau,
gelb, rot, schwarz**

**(Tipp: die Farben vorher
schütteln und das Öffnen
prüfen, damit sie später
sofort verfügbar sind)**

**Demonstrationsblatt:
Saftlinien werden zum
Baum, um das Wachsen
zu zeigen**

**1 Wassereimer zum
Auswaschen aller Pinsel**

Küchenrolle

Einleitende Worte zum Baum:

Wachsen, Baum als Sinnbild
von Kraft und Leben, Lebensbaum …

Hinführung zum Malen: dem Lebenssaft
des Baumes in der Luft nachspüren. Den
Weg des Saftes vom Boden in die Wurzeln
über den Stamm zu den Ästen und Zweigen
bis zur Baumkrone möglichst beidarmig
mit großmotorischen Bewegungen
nachspüren.

Dabei gemeinsam sprechen:
„vom Boden in die Wurzeln …"

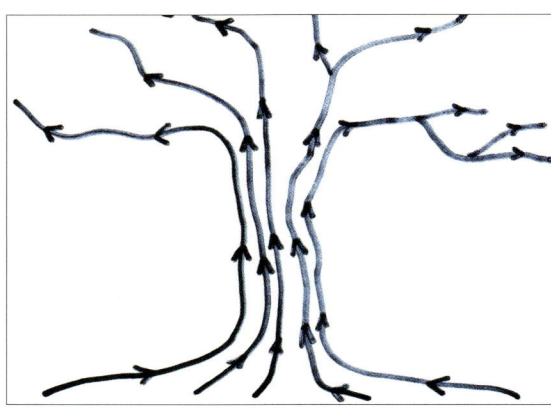

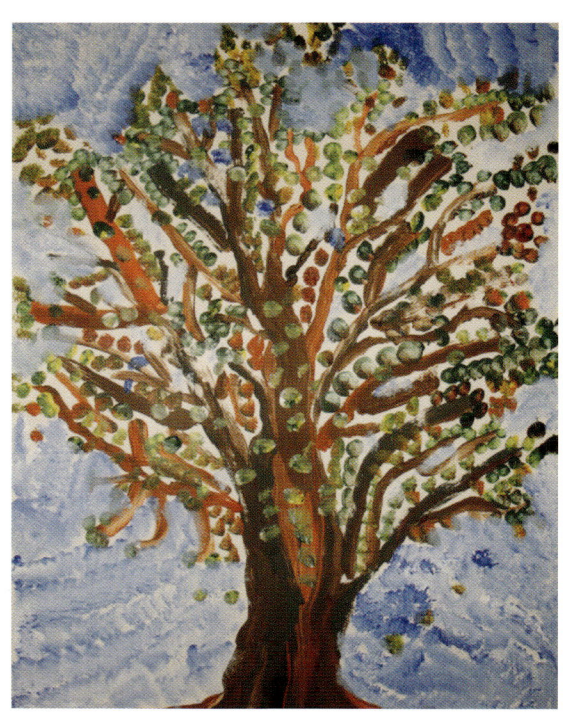

Teil 1
Den Stamm und Äste malen

- Vormachen: wir malen den Baum und die Äste von unten nach oben und lassen den Baum „wachsen".

- Pinsel wird etwas angefeuchtet und in braune Farbe getaucht. Er spürt den Saftlinien nach: vom Boden in die Wurzel über den Stamm zu den Ästen und Zweigen. Der Saft sucht sich bis zur Baumkrone immer wieder einen neuen Weg.

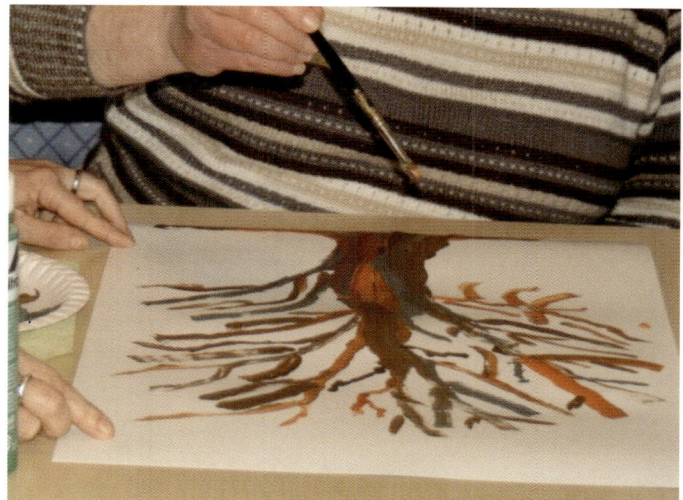

So entstehen durch Addition vieler „Saftspuren" ein stabiles Wurzelgeflecht, ein kräftiger Stamm und eine verzweigte Krone eines individuell gestalteten Laubbaumes.

Pause:

Jetzt trocknet der Baum für die Weiterarbeit.

Teil 2
nach der Pause
Die Blätter malen

In der Pause ist der Baum getrocknet, nun werden die Blätter gemalt.

- Pinseldruck und Pinselführung zeigen;
- falls auf weißem Grund gearbeitet wurde, ist es wirkungsvoll, mit Finger- oder Pinseldruck und verdünntem Blau einen Himmel einzufügen.

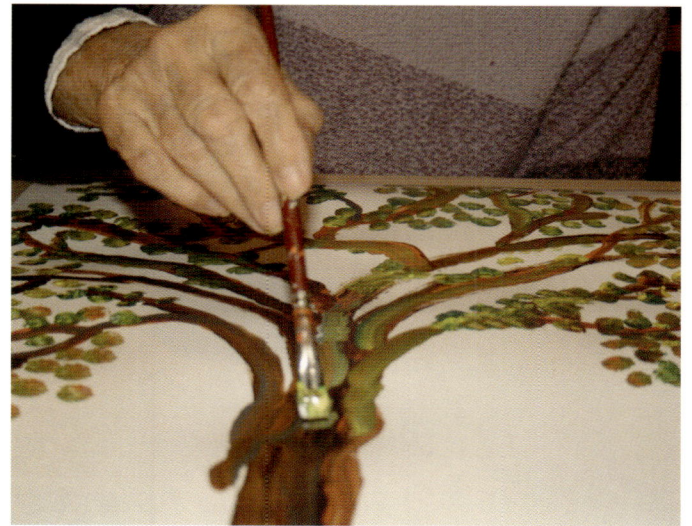

Frau B. (96 Jahre) malt Kirschen an ihren Baum. Sie erzählt uns ihre Erinnerung: Der Baum stand vor dem Küchenfenster. Als Kind kletterte sie auf einen Ast, um Kirschen zu pflücken. Als dieser abbrach, fiel sie vom Baum und brach sich den Arm. Frau B. bat den Leiter, noch den abgebrochenen Ast an den Baum zu malen.
Nun kommen auch die anderen Teilnehmer auf weiterführende Ideen.

Abschluss

- Signieren der Werke
- ausstellen und bewundern
- Gedicht von Eugen Roth
- aufräumen
- Ausblick auf nächstes Treffen
- Verabschiedung

Der Baum

Zu fällen einen schönen Baum,
braucht's eine halbe Stunde kaum.
Zu wachsen, bis man ihn bewundert,
braucht er, bedenk es,
ein Jahrhundert.

(Gedicht von Eugen Roth)

4. Das Schiff ***

Material pro Teilnehmer

Als „Hausaufgabe" erhielten die Teilnehmer den Auftrag, mit ihren Angehörigen ein Schiff zu falten nach bewährter Vorgehensweise. Als Material wurden ein halbes Zeitungsblatt oder kleiner je nach Leistbarkeit empfohlen. (Die „Hausaufgabe" bewirkt ein Engagement in den Familien und voll Stolz mitgebrachte Produkte.)

1 Malkarton bis A2

5 Bogen Papier A4, 80g, weiß zum Falten der Schiffe

1 Farbteller aus Pappe

1 Borstenpinsel, fingerdick

1 standfestes Wassergefäß

1 Mallappen

Material für alle

Dispersionsfarben: blau, grün, violett, weiß

Demonstrationsblätter für erneutes Falten

Cuttermesser/Schere Schneidunterlage

Heißklebepistole mit Patronen oder breites Klebeband

Küchenrolle

Methodischer Ablauf

Einleitende Worte zum Schiff:

Heute soll ein Bild mit vielen Schiffen im Meer entstehen.

Teil 1
Das Meer als Hintergrund malen

- Wir malen Wasser/Meer (waagerechte, auch gewellte Pinsellinien quer über das ganze Blatt, von oben anfangen, von hell nach dunkel arbeiten).

- Hinweis: Pinsel immer wieder auswaschen und mit Küchentuch trocknen!

- Nach dem Trocknen des „Meeres" werden vom Leiter mit dem Cuttermesser 1-3 wellige Linien waagerecht in das Blatt geschnitten (Unterlage), wobei ein Rand von mehreren Zentimetern aus Stabilitätsgründen rechts und links stehen bleiben muss.

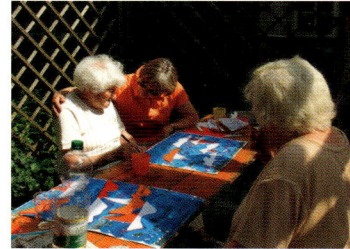

Pause

Die Pause richtet sich nach dem Fortgang der Arbeit und kann flexibel eingebaut werden.

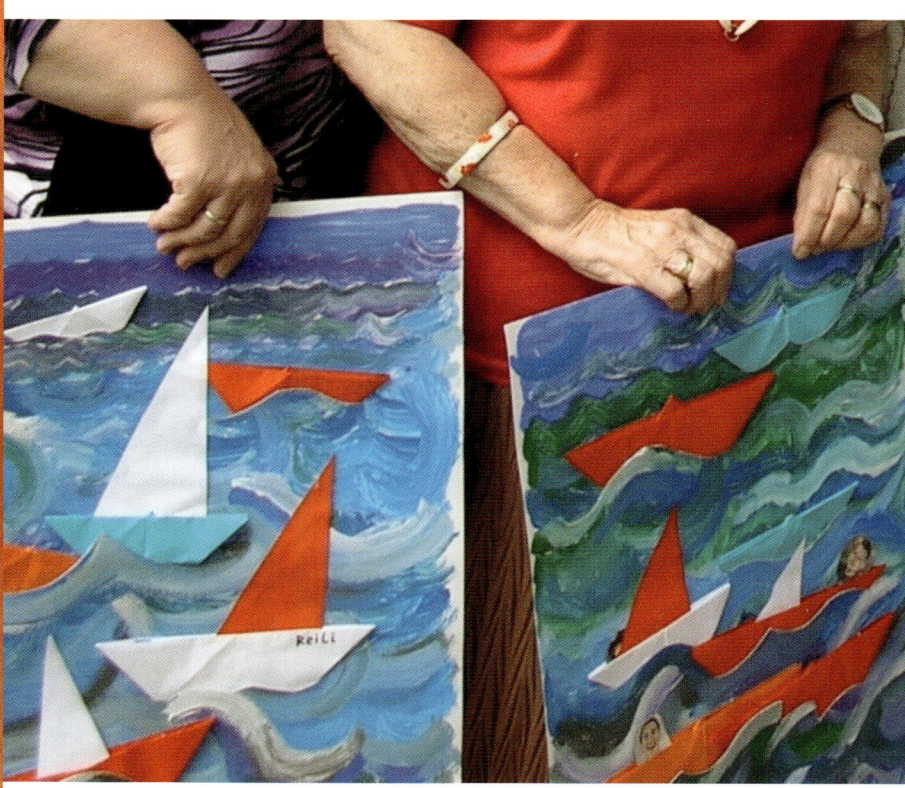

Teil 2
nach der Pause
Schiffe falten und einsetzen

- Falten der Schiffe,
  Erinnern an Hausaufgabe;

- fertige Schiffe werden von den
  Teilnehmern oder mithilfe des
  Leiters in die Schlitze geschoben,
  der Leiter klebt die Schiffe auf der
  Rückseite mit der Heißklebepistole
  oder mit Klebestreifen fest;

- signieren, ausstellen, anschauen,
  staunen, bewundern, loben;

- aufräumen.

*Zwei Teilnehmerinnen schnitten aus
der Zeitung grob Menschen aus und
steckten sie an Bord der Schiffe, ein
Teilnehmer fand ein Bild von Angela
Merkel. Er schrieb auf den Bugrand
zur Freude aller „Angie" und war
sehr stolz auf seine kreative Extra-
leistung.*

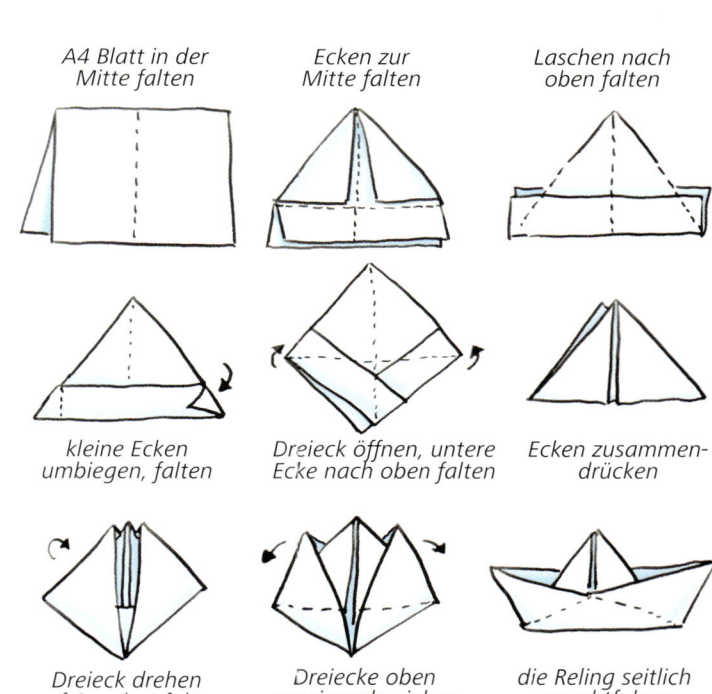

A4 Blatt in der Mitte falten

Ecken zur Mitte falten

Laschen nach oben falten

kleine Ecken umbiegen, falten

Dreieck öffnen, untere Ecke nach oben falten

Ecken zusammen-drücken

Dreieck drehen auf Quadrat falten

Dreiecke oben auseinanderziehen

die Reling seitlich zurechtfalzen

Abschluss

- Ausblick auf nächstes Treffen
- Verabschiedung

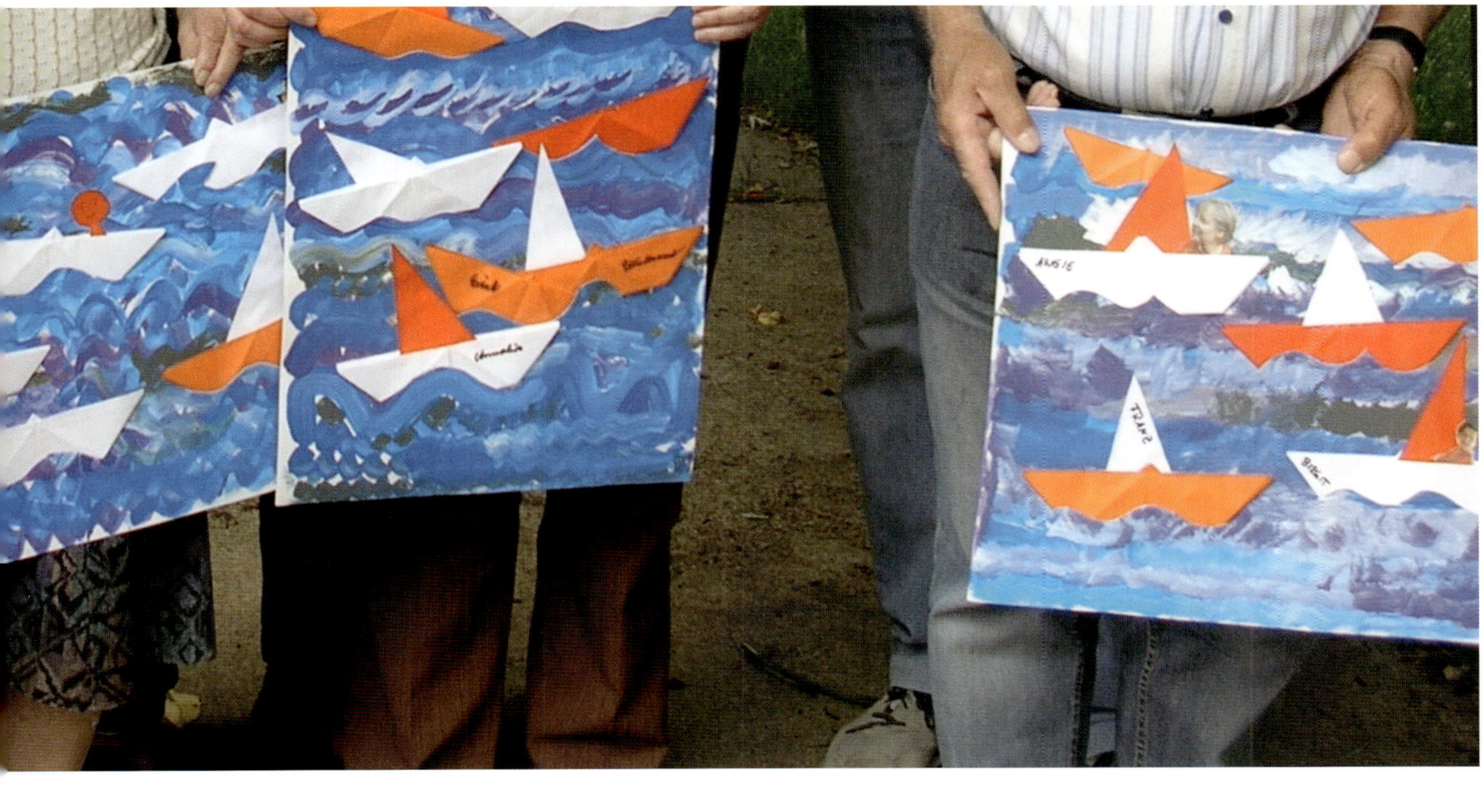

II. Praxisteil

5. Der Regenbogen **

Material pro Teilnehmer

1 Malkarton A3, weiß
1 Küchenschwamm, halbiert
1 Pappteller als Farbpalette
1 dunkle Ölpastellkreide

Material allgemein

7 Dispersionsfarben:
rot, orange, gelb, grün,
hellblau, dunkelblau,
violett

Küchenrolle

**Wassereimer zum
Auswaschen der
Schwämme**

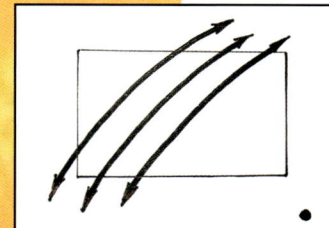

**1 Karton für den Leiter,
um zu zeigen, wie die
Bogenform entsteht**

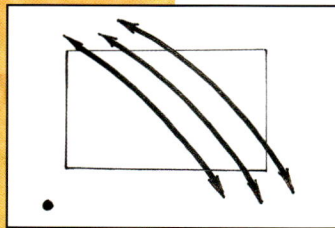

**Malerkrepp zum Fest-
kleben des Kartons
am Arbeitsplatz**

*Regenbogen über den Hügeln
einer anmutigen Landschaft*

*Grau und trüb und immer trüber
Kommt das Wetter angezogen,
Blitz und Donner sind vorüber,
Euch erquickt ein Regenbogen.
Frohe Zeichen zu gewahren
Wird der Erdkreis nimmer müde;
Schon seit vielen tausend Jahren
Spricht der Himmelsbogen: Friede!*

*Aus des Regens düstrer Trübe
Glänzt das Bild, das immer neue;
In den Tränen zarter Liebe
Spiegelt sich der Engel Treue
Wilde Stürme, Kriegeswogen
Rasten über Hain und Dach;
Ewig doch und allgemach
Stellt sich her der bunte Bogen.*

*(Gedicht von Johann
Wolfgang von Goethe)*

Methodischer Ablauf

Einleitende Worte zum Regenbogen:

Nach dem Regen, wenn die Sonne wieder
scheint, entsteht oft ein Regenbogen; Sinnbild
für Natur und Umwelt, für Versöhnung,
Freiheit, Weite, Himmel, Frieden ...

Wir betrachten die Abbildung eines Regenbo-
gens und stellen seine Farbreihe als 7-teilige
Skala von außen nach innen heraus:
rot, orange, gelb, grün, hellblau, dunkelblau,
violett.

Das Regenbogenbild bleibt sichtbar aufgehängt,
damit alle sich an der Reihenfolge der Farben
orientieren können.

Teil 1
Den Regenbogen malen

- Schwämme und Malkartons austeilen.
  Mit Kreppband die Malkartons an den
  Ecken festkleben;

- als „Trockenübung" mit dem Schwamm
  Bewegungen zeigen und üben. Dabei
  Ellenbogen auflegen und als Drehpunkt
  für den Arm benutzen – wie beim Scheiben-
  wischer. Rechtshänder und Linkshänder
  umgekehrt!

- Je 1 Farbklecks Rot auf Pappteller austeilen;

- nun tauchen alle den Schwamm in Rot und
  schwingen den ersten, obersten Bogen;

- anschließend Schwamm gut auswaschen
  und auspressen;

- dann die anderen Farbbögen ansetzen.
  Dabei macht es nichts aus, wenn sich die
  Farben berühren und vermischen.

Pause

Hände waschen, Farben wegräumen.
In der Pause trocknet der Regenbogen.

Teil 2
nach der Pause
Die Vögel in den Regenbogen malen

- Je Teilnehmer (TN)
  1 schwarze Ölpastellkreide verteilen;

- Fortsetzung: Was könnte noch zum Regenbogen am Himmel passen? Vorschläge der TN. Das gelenkte Gespräch thematisiert „Vögel", die den TN oft als stereotype Gestaltschablonen im Gedächtnis sind:

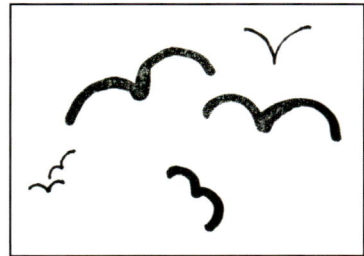

- diese Formen zeichnen wir mit dunkler Ölpastellkreide vor den Regenbogen; auch Regen und Wolken können mit hellen Kreiden gemalt werden;

- Signieren und Betrachten der Bilder, besondere Ideen herausstellen.

Abschluss

- Gedicht von J. W. v. Goethe oder folgendes Kindergedicht aus dem Langzeitgedächtnis holen: „Regen, Regen, Tröpfchen ..."
- gemeinsames Aufräumen
- Ausblick auf nächstes Treffen
- Verabschiedung

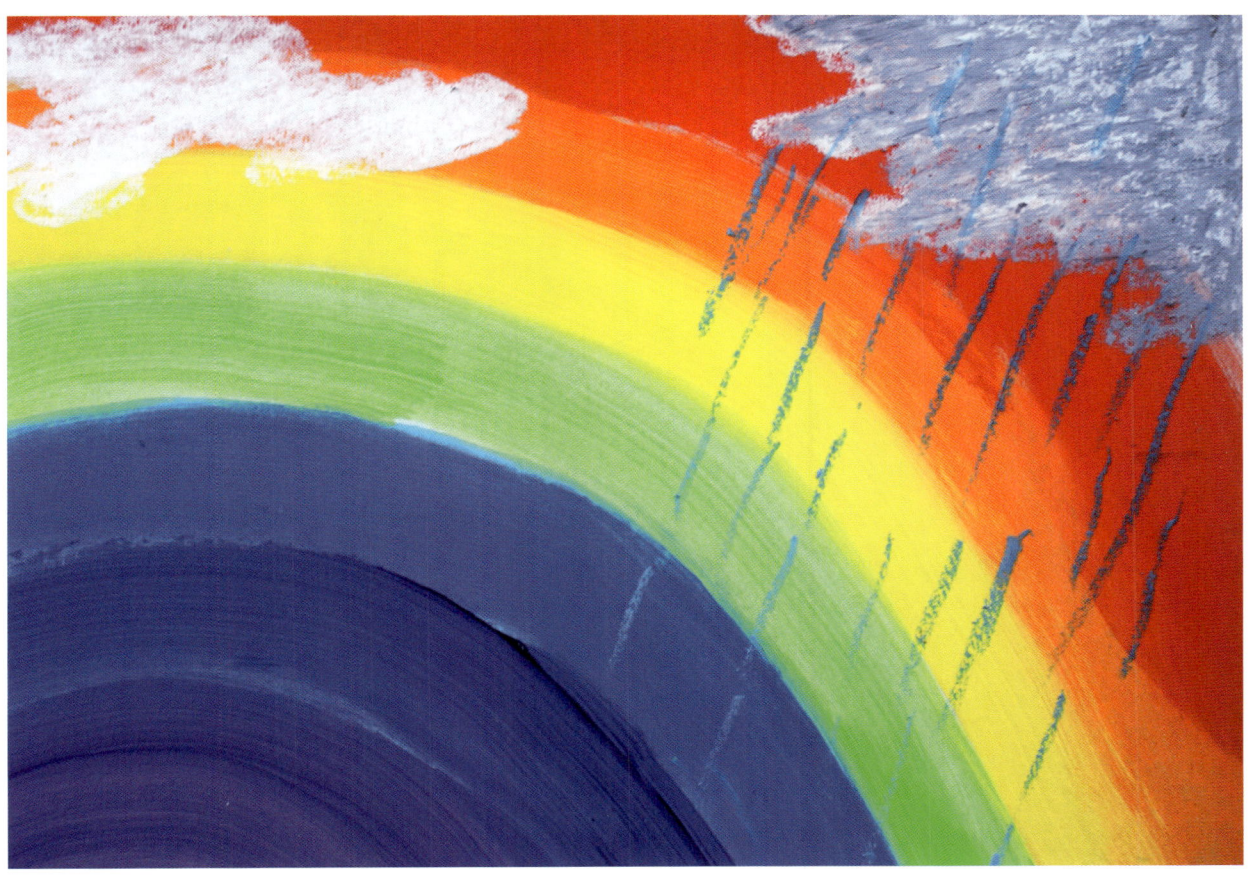

6. Die Landschaft ***

Material pro Teilnehmer

1 grauer Karton,
Größe 23 x 23 cm,
darauf mittig mit Bleistift
vorzeichnen ein Quadrat
15 x 15 cm, als Begrenzung
der Klebearbeit

1 Passepartout, vorbereitet
Größe 23 x 23 cm,
Öffnung innen 13 x 13 cm

8 Streifen Glanzpapier
ausschneiden, Größe 5 x 15 cm,
Farben: weiß, hellblau, mittel-
blau, dunkelblau, violett, grün,
gelb und schwarz

wichtig: Papier verwenden, das
nur eine einseitige Farbschicht
trägt, z. B. Regenbogen-Buntpapier oder andere ungummierte
Glanzpapiere. Dadurch erhalten
die Risse zusätzlich eine reizvoll
weiße Kontur.

1 Klebestift
(Tipp: der UHU stic MAGIC ist
blaufarben, so dass man sieht,
was mit Klebstoff eingestrichen
wurde. Beim Trocknen wird
dieser Kleber farblos.)

Material allgemein

zur Demonstration:
bereits angelegtes Beispielbild
mit erstem hellen und zweitem
Farbstreifen

Cuttermesser
Stahllineal
Passepartoutkartons
Schneidunterlage

evtl. für die Teilnehmer
konfektionierte Holzrahmen
anbieten

Methodischer Ablauf

Einleitende Worte zur Landschaft:

Heute soll ein buntes Landschaftsbild
mit Himmel, Bergen, Hügeln und Wiesen
entstehen. Wir machen eine Collage.

Teil 1
Die Streifen reißen und aufkleben

- Vorgefertigtes Bild als Beispiel zeigen
  und darstellen, wie es gemacht wurde;

- vorbereitete graue Kartons austeilen und
  Name auf die Rückseite schreiben lassen;

- die vorgeschnittenen Farbstreifen
  austeilen. Die TN sollen sie nun so
  reißen, dass jeweils oben eine
  bewegte Silhouette und leicht
  schwingende Linien entstehen.
  Sie symbolisieren Berge, Täler, Felder,
  Wiesen in räumlicher Staffelung;

- das Reißen mehrmals vorzeigen
  und ausprobieren lassen;

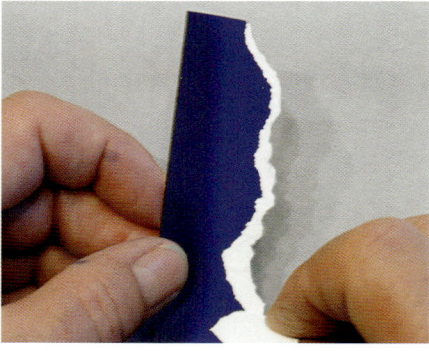

- jeden gut ausgerissenen Streifen
  am besten gleich aufkleben lassen;

- wir arbeiten von oben nach unten
  und beginnen mit einem weißen oder
  hellblauen Himmel und werden nach
  unten hin dunkler;

- auch ein Helligkeitssprung
  bei den Farben kann reizvoll sein.

Pause

Der Leiter schneidet die
Passepartouts.

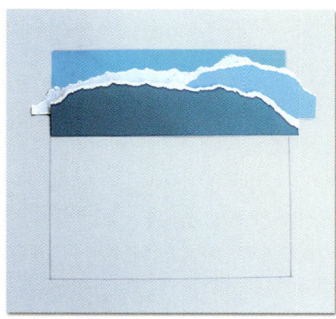

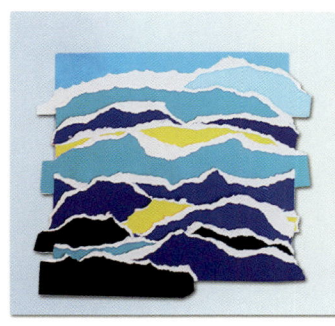

Teil 2
nach der Pause
Das Passepartout auflegen

- Nach der Pause erhält jeder TN sein Bild und dazu das fertige Passepartout, den Rahmen;

- das Passepartout wird aufgelegt; man staunt, wie die Begrenzung die Wirkung hebt;

- evtl. die Bilder in gekaufte Rahmen einpassen.

Abschluss

- Signieren der Werke
- ausstellen, würdigen
- erste Strophe des Liedes singen
- Ausblick auf nächstes Treffen
- Verabschiedung

O Täler weit, o Höhen
(Erste Strophe des Volksliedes)

O Täler weit, o Höhen,
O schöner, grüner Wald,
Du meiner Lust und Wehen
Andächt'ger Aufenthalt!
Da draußen, stets betrogen,
Saust die geschäft'ge Welt,
Schlag noch einmal die Bogen
Um mich, du grünes Zelt!

(Text: Joseph von Eichendorff
Melodie: Felix Mendelssohn
Bartholdy)

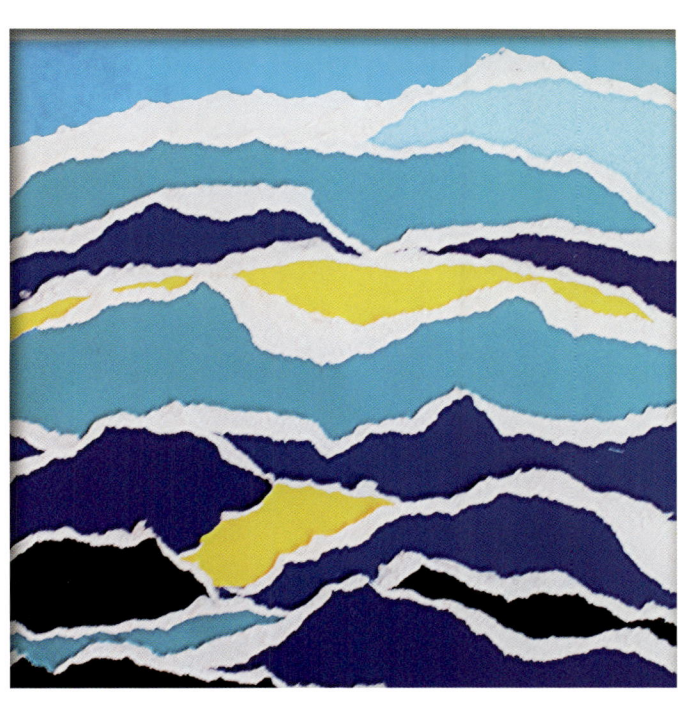

7. Die Blumen **

Material pro Teilnehmer

**1 Malkarton A3
mit fertigem Untergrund**

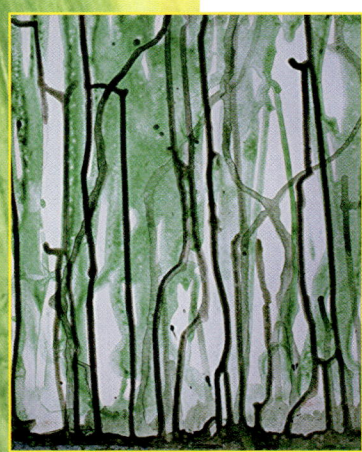

**Vorbereiten des
Untergrundes
durch den Leiter:
Kartons am
unteren Rand mit
verdünnter grüner
Acrylfarbe beträufeln,
durch Schräghalten
und Bewegen des
Blattes die Farbe
verlaufen lassen.
Dabei entstehen
Farbspuren, die
eine Wiese darstellen.**

**4-6 ausgeschnittene,
weiße Pappscheiben,
hergestellt durch den Leiter;
alternativ die Kreise von den
Teilnehmern ausschneiden
lassen: aus weißem Karton
in drei Größen, Durchmesser
etwa 6-12 cm**

1 Pappteller als Farbpalette

Material für alle

**1 fertiges Blumenbild zur
Demonstration als Beispiel,
alternativ das Foto rechts
vergrößert kopieren**

**1 Heißklebepistole mit
Schmelzklebe-Patronen zum
Fixieren der bemalten Scheiben
(z. B. gibt es von Uhu eine Niedrig-
temperatur-Klebepistole mit
Schmelzklebe-Patronen)**

**mehrere bunte
Dispersionsfarben
oder Fingerfarben**

Küchenrolle

Methodischer Ablauf

Einleitende Worte zur Blume:

Kurze Hinführung zum Thema, vielleicht sogar anhand echter Blumen. Ideal zur Umsetzung in Fingermaltechnik sind Anschauungsobjekte mit konzentrischer Anordnung der Blütenblätter, z. B. Dahlien, Astern, Löwenzahn oder Gerbera.

Teil 1
Die bunten Blüten
mit dem Finger malen

- Die weißen „Blüten"-Scheiben austeilen;

- 3 Wunschfarben auf jede Palette geben;

- erklären und vormachen, wie es geht: in die Mitte einen hellen weißen oder gelben Tupfer geben, dann in konzentrischen Ringen um die helle Mitte farbige Fingerspuren stuppen, dabei möglichst kein Farbwechsel.

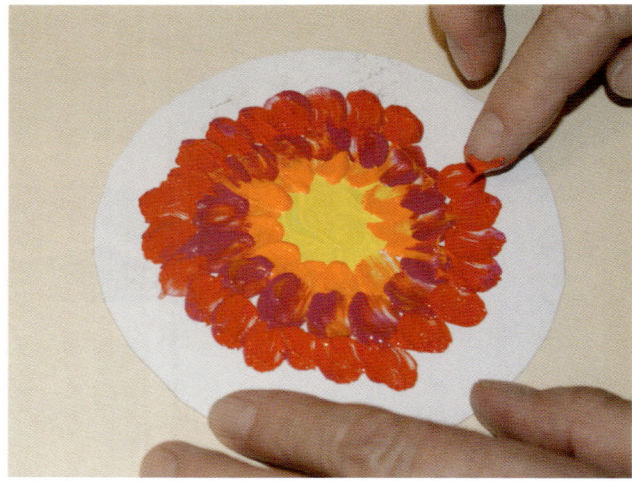

Zu beachten: Von innen nach außen in mehreren konzentrischen Blütenblätterringen arbeiten, bis der äußere Rand erreicht ist. Dabei die Scheibe immer weiter drehen und die Fingerspuren auf den eigenen Körper zu ausführen!

Pause

Zeit für gründliches Händewaschen. Die Blütenkreise trocknen jetzt.

Teil 2
nach der Pause
Blüten auf die Wiese kleben

- Austeilen der „Wiese". Die Teilnehmer legen die getrockneten Blüten auf, vorwiegend in der oberen Hälfte des Blattes im Hochformat;

- Unterstützung durch den Leiter bei der Komposition; Überschneidungen der Blüten bewirken räumliche Tiefe auf dem Bild;

- Nach dem Auslegen werden die Blüten mit der Heißklebepistole vom Leiter reihum fixiert. Abkühlen lassen!

- Nach dem Signieren wird die Blumenpracht ausgestellt, vielleicht in einer fortlaufenden Reihe, so dass eine Wiese oder ein Beet entsteht. Besonderheiten z. B. in Farbe, Anordnung, Raumwirkung, Fingermaltechnik usw. werden herausgestellt und die Leistungen gewürdigt.

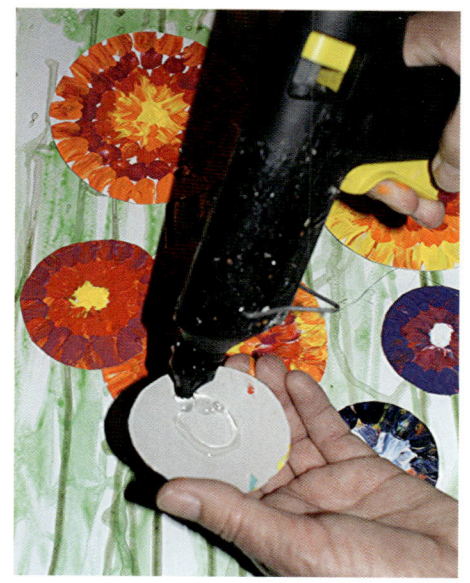

Abschluss

- Gedicht von Heinrich Heine
- gemeinsames Aufräumen
- Ausblick auf nächstes Treffen
- Verabschiedung

Du bist wie eine Blume

Du bist wie eine Blume
so hold und schön und rein;
ich schau' dich an, und Wehmut
schleicht mir ins Herz hinein.

Mir ist, als ob ich die Hände
aufs Haupt dir legen sollt',
betend, dass Gott dich erhalte
so rein und schön und hold.

(Gedicht von Heinrich Heine)

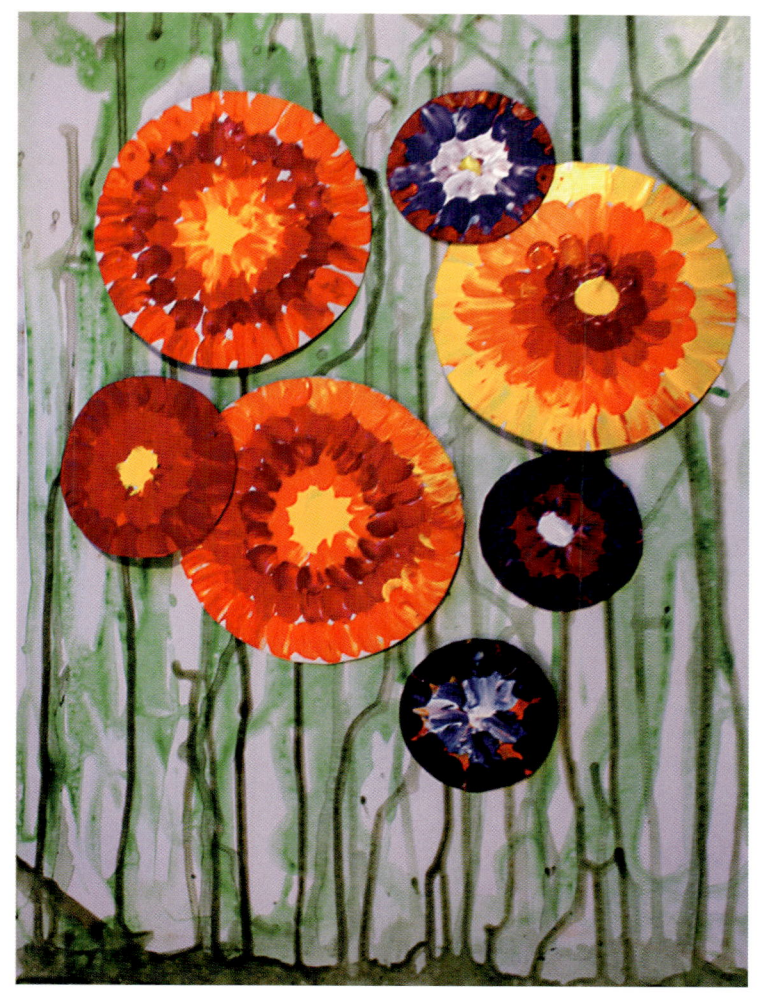

8. Der Marienkäfer *

Material pro Teilnehmer

**1 Malkarton A3,
weiß, möglichst saugfähig,
evtl. vorher lasierend
grün grundieren**

1 Pappteller als Farbpalette

1 Borstenpinsel, fingerdick

1 schwarze Ölpastellkreide

1 längliche Kartoffel

**die Kartoffeln vorher
säubern und einmal quer
durchschneiden, so dass
eine rundliche bzw. ovale
Stempelform entsteht**

Material allgemein

Dispersionsfarbe in Rot

Küchenrolle

Küchenmesser

Methodischer Ablauf

Einleitende Worte zum Marienkäfer:

Sinnbild für Glück, Frühling, Sommer und
Fröhlichkeit, nützliche Tiere, sie beseitigen
Schädlinge in Garten und Landwirtschaft.
Charakteristisch sind seine Punkte. In
Deutschland kommt der Siebenpunktkäfer
am häufigsten vor.

Teil 1
Kartoffeldrucke auf Papier stempeln

- Kartons, Stempelfarbe, Kartoffeln
  austeilen;

- Blatt rückseitig mit Name und Datum
  beschriften;

- Einsatz des Kartoffelstempels zeigen:
  die Kartoffelhälfte zunächst
  mit dem Borstenpinsel
  mit roter Farbe bestreichen;

- rote Punkte aufs Blatt stempeln,
  mal enger beieinander,
  mal etwas weiter auseinander,
  etwa 8-12 Abdrücke pro Blatt;

- nach jeder Stempelung neue
  Farbe holen. Evtl. geht aber
  auch ein zarterer, zweiter Abdruck.
  Wichtig: die Stempelform drehen
  (für die Richtungen der Käfer).

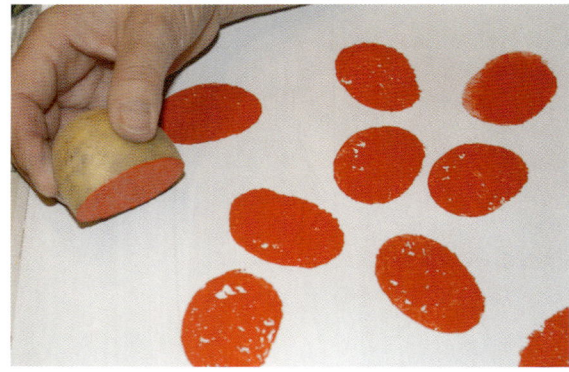

Pause

Händewaschen, Arbeitsplatz
säubern, Stempel wegräumen.

In der Pause trocknet das
bestempelte Bild.

Teil 2
nach der Pause
Details der Marienkäfer malen

- Je TN 1 schwarze Ölpastellkreide verteilen;

- gelenktes Gespräch,
  was aus den roten Punkten werden könnte ..., „Marienkäfer(-Invasion)";

- kurze Besprechung und evtl. Bild zeigen, wie ein Marienkäfer aussieht;

- für den Kopf, für die Teilungslinie der Flügel auf dem Rücken sowie für die 6 Beine und die meist 7 Punkte verwenden wir die schwarze Ölpastellkreide.
  Evtl. wagt sich jemand an die Fühler;

- wenn die TN die Details einzeichnen, ist Hilfestellung wichtig;

- nach und nach fertige und signierte Marienkäferbilder in freier Anordnung aufhängen, so dass eine echte Marien-käfer-Invasion entsteht, so wie man diese in manchen Jahren erleben kann;

- Betrachten und Würdigen der Leistungen, Rückblick.

Abschluss

- evtl. Gedicht oder das alte Kinderlied „Maikäfer, flieg"
- gemeinsames Aufräumen
- Ausblick auf nächstes Treffen
- Verabschiedung

Marienkäferlein

*Erste warme Sonne liegt
auf den grünen Hügeln.
Und ein rotes Pünktchen fliegt
hin und her vom Wind gewiegt:
Früh schon auf den Flügeln.*

*Liebes rotes Käferlein
mit den schwarzen Tupfen,
kommst so zeitig und allein,
noch liegt Schnee am Wiesenrain:
Hol dir keinen Schnupfen!*

(Gedicht von Fred Rodrian)

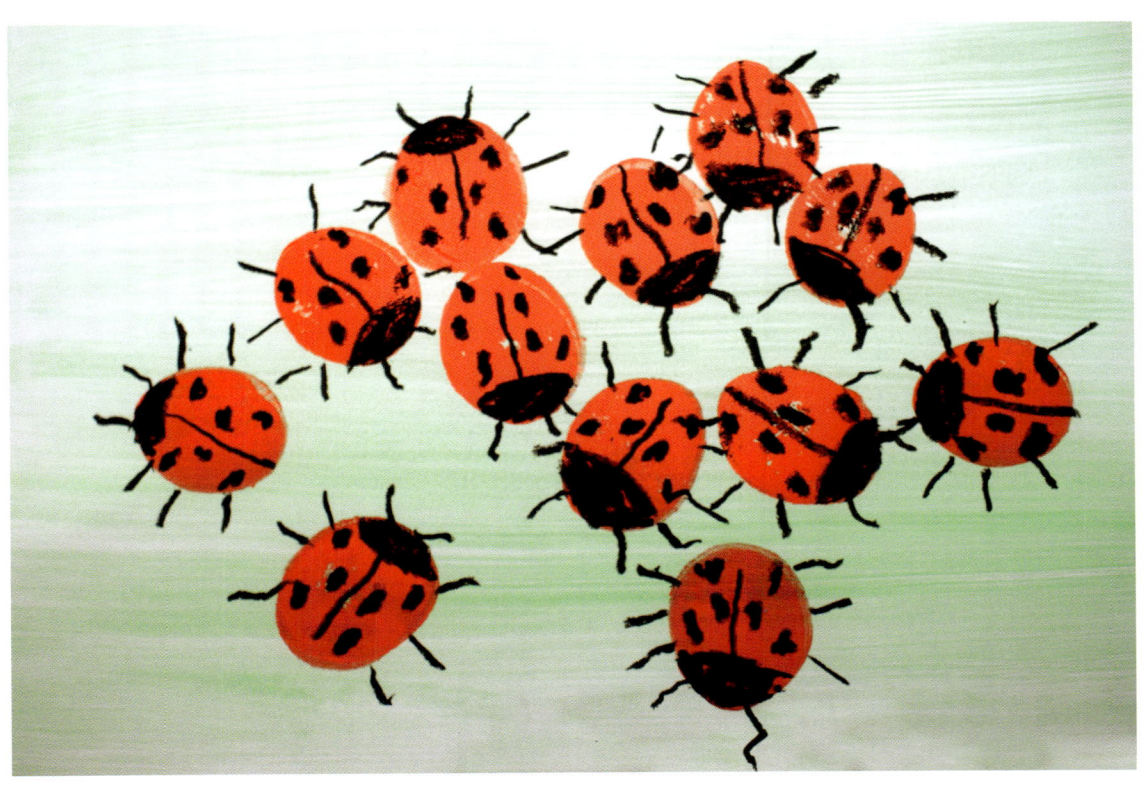

II. Praxisteil

9. Der Fisch **

Material pro Teilnehmer

1 Malkarton A3, weiß
1 Küchenschwamm
1 Blatt mit Fischkontur
1 Schere
1 Klebestift
1 Korken als Stempel
2 Pappteller als Farbpalette

Material allgemein

1 Glas blaue Farbe verdünnt
1 Küchenrolle
**1 Wassereimer zum
Auswaschen der Schwämme**

**1 Karton mit fertigem
Bild für den Leiter
zur Demonstration**

**evtl. kleine Papierfischlein,
die die TN zusätzlich aufs
Bild kleben können**

**alte Zeitungen zum
Abdecken der Tische**

Methodischer Ablauf

Einleitende Worte zum Fisch:

Heute soll ein Fisch im Meer schwimmen.
Welche Arten kennen wir? Weitere
Assoziationen: Schuppen, Flossen, Kiemen.

Teil 1
Das Meer malen

- Beispielbild „Fisch im Meer" zeigen;
- Tische mit alter Zeitung abdecken;
- jedem die blaue, verdünnte Farbe
  auf die Palette geben;
- Schwämme ausgeben;
- vormachen: den angefeuchteten
  Schwamm in blaue Farbe tauchen und
  mehrmals waagerecht über das Blatt
  ziehen, bis das gesamte Blatt gefärbt ist;
- Hilfestellung für die TN;
- wer fertig ist, kann die Hände waschen.

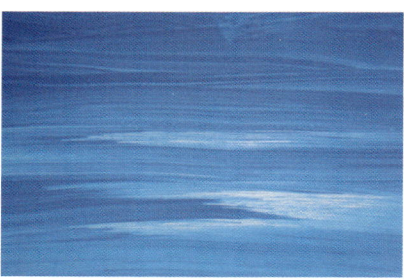

- Die Hintergrundblätter zum
  Trocknen beiseitelegen;
- jeder TN bekommt nun den
  Fischumriss zum Ausschneiden;
- Hilfestellung geben.

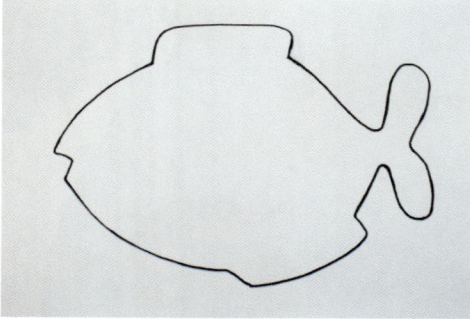

Pause

Der Hintergrund trocknet weiter.
Schwämme wegräumen und
die mit Blau verwendete Palette
von den Tischen entfernen.

Teil 2
nach der Pause
Den Fisch anfertigen

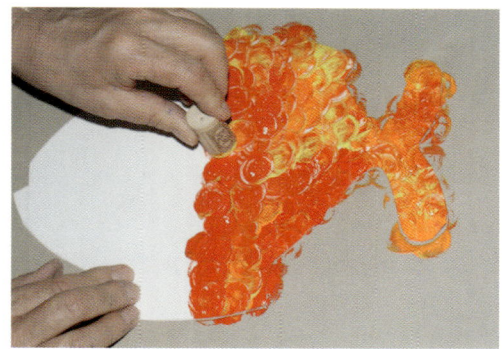

- Wir legen den ausgeschnittenen Fisch vor dem Farbauftrag auf unsere Zeitungsunterlage;

- jeder TN sucht sich die Farben für seinen Fisch aus z. B. rot, gelb, orange als gute Kontraste zum Meer. Die Farbkleckse werden auf die Paletten verteilt;

- der Leiter zeigt, wie man mit dem Korkstempel die Farbe aus der Palette aufnimmt und stempelt und teilt die Korken aus;

- vom Schwanz des Fisches stempeln wir in Schichten schuppenförmig bis zum Kopf. Das Auge wird schwarz eingetupft und die Kiemenlinie eingezeichnet;

- schnelle TN erhalten einige vorgefertigte Papierfische, die sie zusätzlich ins Bild kleben können.

Abschluss

- Aufhängen der Arbeiten
- Würdigung der Ergebnisse
- Ausblick auf nächstes Treffen
- Verabschiedung

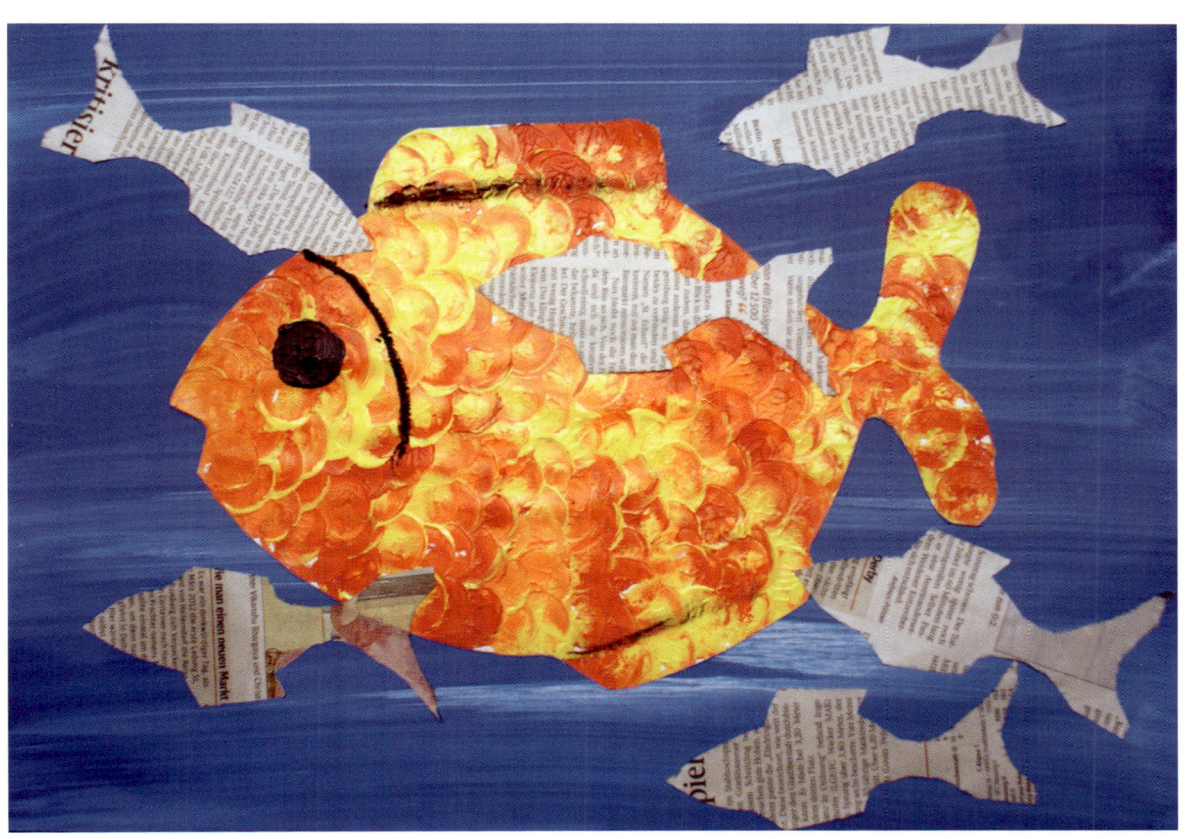

10. Das Feuer **

Material pro Teilnehmer

1 Malkarton A3, weiss, Hochformat (oder schwarzes Tonpapier)

3 Bogen weißes Büropapier A4, 80g

1 Farbpalette

1 Borstenpinsel, fingerdick

1 Klebestift oder Tapetenkleister (praktisch)

1 Wassergefäß

Material allgemein

Dispersions-/Acrylfarben in Rot, Orange, Gelb, Schwarz

Küchenrolle

Wassereimer zum Auswaschen der Pinsel

Rindenspäne o. ä.

Küchenrolle

Anmerkung: Zum Kleben kann der UHU stic MAGIC-Klebestift verwendet werden. Schneller geht es jedoch mit Tapetenkleister und dem Einstreichen der Teile mit einem Pinsel (Unterlage wichtig). Dabei jeden eingestrichenen Flammenstreifen sofort aufkleben und mit einem Küchenpapier andrücken.

Methodischer Ablauf

Einleitende Worte zum Feuer:

Heute geht es um Feuer, Feuer bei Nacht. Assoziationen: Hitze, Flammen, Gefahr; die Farben Orange, Gelb, Rot.

Teil 1
Den Hintergrund malen

- Die TN erhalten je 3 Papierbögen und streichen sie farbig deckend an, zuerst mit Gelb, dann Orange und zum Schluss mit Rot.
  Anmerkung: In dieser Reihenfolge brauchen die Pinsel zwischen den Arbeitsgängen nicht ausgewaschen zu werden, da wir von hell nach dunkel arbeiten;

- den großen Malkarton auf der Rückseite mit Name und Datum beschriften und ihn dann auf der Vorderseite bis zum Rand in Schwarz deckend bemalen (oder schwarzes Tonpapier verwenden);

- Austeilen der Farbe;

- Ausführung;

- Farben wegräumen, Pinsel gründlich auswaschen.

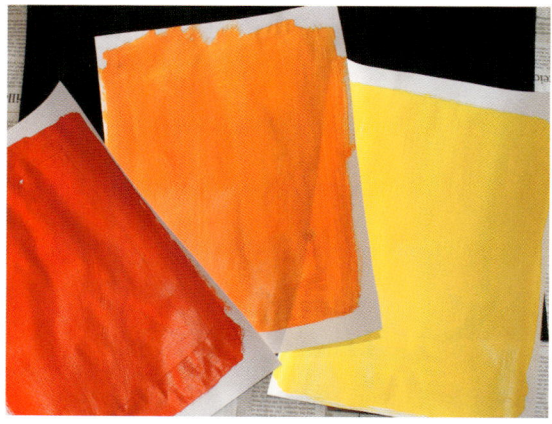

Pause

Hände waschen und alle vier bemalten Papiere trocknen lassen.

Teil 2
nach der Pause
Die Flammen reißen und aufkleben

- Fertiges Bespiel zeigen und das Reißen und Kleben erklären;

- Demonstration des Reißens großer und kleiner Flammenteile; möglichst so reißen, dass weiße Außenumrisse entstehen; vormachen und üben;

- von jeder Farbe mehrere Flammen und Flammenteile reißen. Es sollen viele unterschiedlich große und geschwungene Formen entstehen;

- jeder TN erhält seinen schwarzen Karton im Hochformat A3. Die Flammen werden nun von oben nach unten, von hinten nach vorne in wechselnden Farben auf schwarzes Papier geklebt;

- das fertige Feuerbild lässt sich evtl. unten noch durch „Brennbares" (z. B. Rindenstücke, die in den Kleber gedrückt werden) ergänzen.

Abschluss

- aufräumen
- Rückblick
- Ausblick
- Verabschiedung

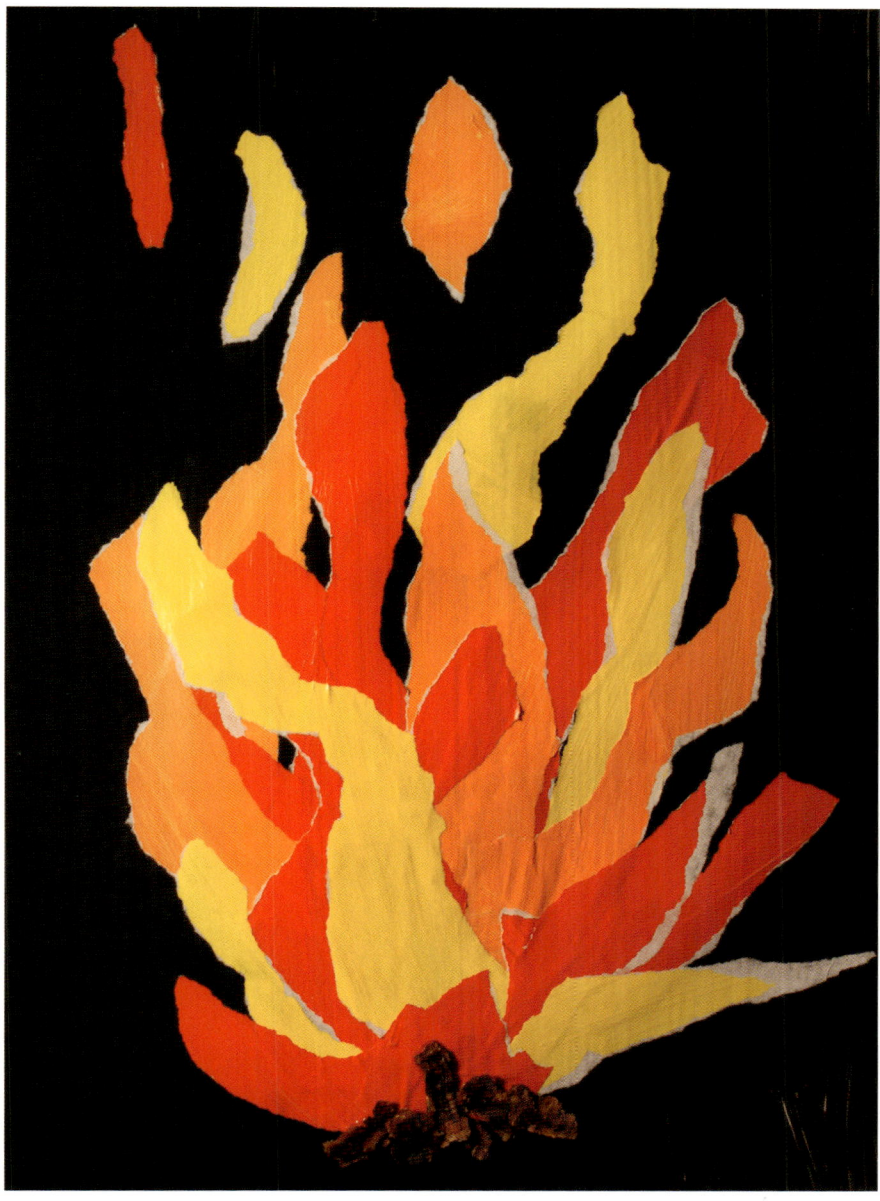

11. Das Gesicht **

Material pro Teilnehmer

1 kleine Leinwand
auf Keilrahmen,
z. B. 20 x 20 cm

1 Borstenpinsel

1 Farbplatte/Pappteller

Material allgemein

reichlich Ölpastellkreiden
in verschiedenen Farben

verschiedene
Dispersionsfarben
zum Grundieren der
Leinwände

Wassereimer zum
Auswaschen der
Pinsel durch Helfer

Küchenrolle

Grundplatte
(MDF- oder Spanplatte zum
Aufkleben aller Leinwände,
z. B. 1 x 1 m für 25 Bilder)

Heißklebepistole mit Patronen

1 großes Blatt zur
Demonstration der
Proportionen des Gesichts

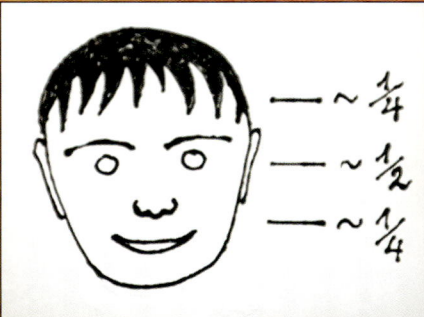

Methodischer Ablauf

Einleitende Worte zum Gesicht:

Heute wird ein Fantasiegesicht entstehen.
Ein Portrait, das lustig oder auch ernst sein
kann, das uns vielleicht an jemanden erin-
nert oder der Fantasie entspringt.

Wir arbeiten wie Künstler auf Leinwand
mit Keilrahmen.

Teil 1
Die Leinwand wird farbig grundiert

- Zuerst die Leinwand mit einer Lieblingsfarbe grundieren (Farbe gut ausstreichen,
möglichst kein Wasser verwenden)
und anschließend trocknen lassen;

- die Trockenzeit wird genutzt, um die
Proportionen des menschlichen Gesichts
zu erläutern:

- Der Leiter zeichnet ein Oval für die
Kopfform;

- dann setzt er die Augen etwa
in die horizontale Mitte des Ovals;

- der Mund kommt dazu. Hier werden
zwei Formen gezeigt, nach oben oder
unten geschwungen, was den Ausdruck
stark verändert;

 - Nase, Ohren, Haare, Frisur oder Bart
kommen hinzu.

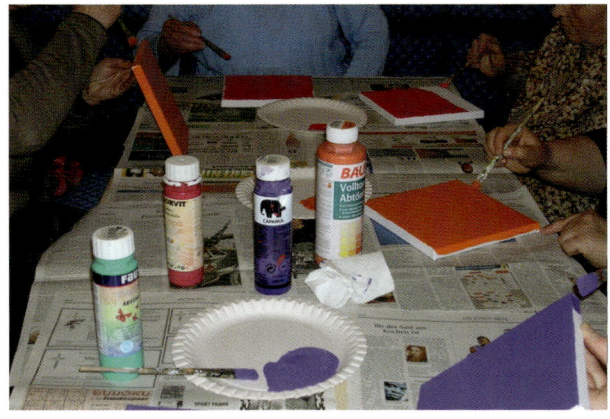

Pause

Händewaschen, Arbeitsplatz säubern
und für Teil 2 vorbereiten.

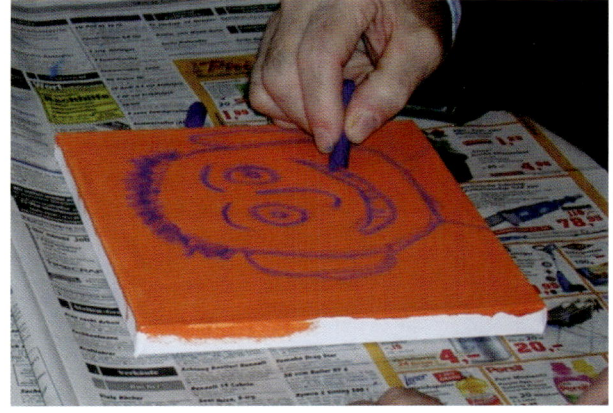

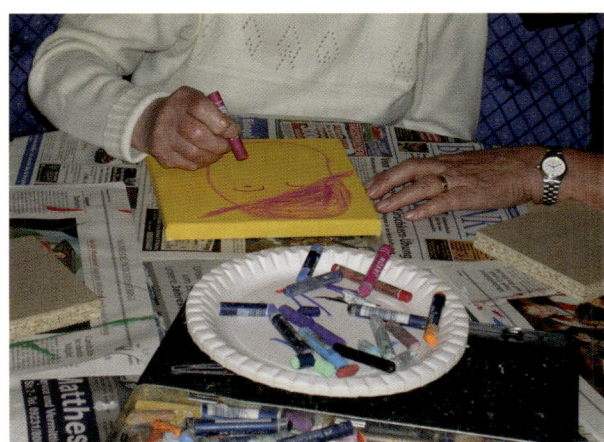

Teil 2
nach der Pause
Das Fantasiegesicht malen

- Nun an jeden TN Ölpastellkreiden in verschiedenen Farben austeilen;
- die TN zeichnen das Gesicht auf ihre Leinwand mit den Hauptelementen Kopf, Augen, Ohren, Nase, Mund;
- dann werden Details angebracht, wie Hals, Brille, Wimpern, Brauen, Stoppelbart, Schnurrbart, besondere Frisur, Ohrringe, Hut usw.;
- während dieser weiterführenden Arbeit werden vom Leiter die sukzessive fertiggestellten Bilder mit Heißkleber auf der Grundfläche befestigt, so dass eine **Gemeinschaftsarbeit** entsteht.

Abschluss

- gemeinsames Aufräumen
- kurzer Rückblick (individuelle Besonderheiten herausstellen)
- Wert einer Gemeinschaftsarbeit bewusst machen
- Ausblick auf nächstes Treffen
- Verabschiedung

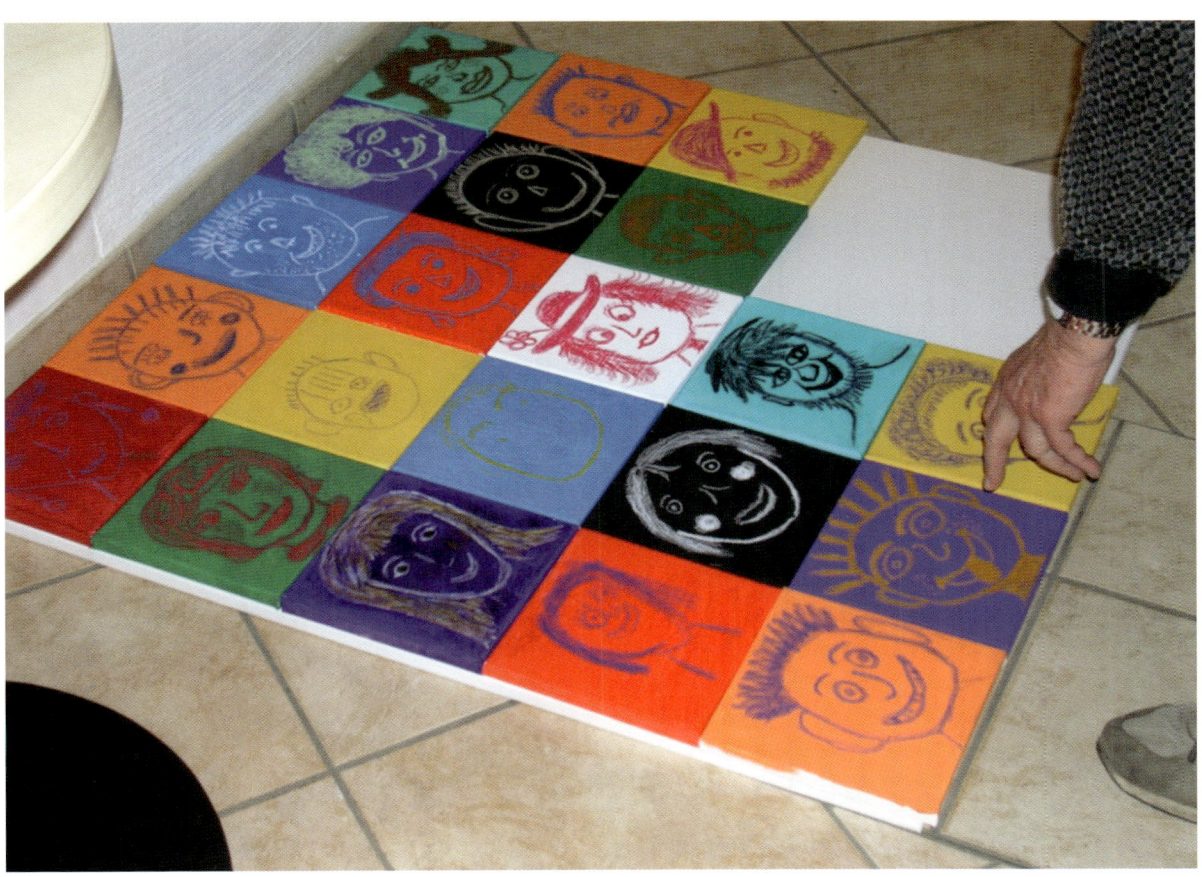

12. Der Igel *

Methodischer Ablauf

Einleitende Worte zum Igel:

Hinführung: Im Herbst sind viele Igel und Igelfamilien unterwegs, um sich im Garten Winterspeck anzufressen und sich dann ein Winterquartier zu suchen ... So ein Igel oder eine Igelfamilie soll heute entstehen.

Teil 1
Igel ausschneiden und aufkleben

- Je TN 1 braunes Tonpapier, dazu Bleistift und Schere austeilen;

- zeigen, wie die Grundform des Igels entsteht: spitze Schnauze, rundlicher Körper, aufzeichnen und ausschneiden oder freihändig arbeiten; Papierreste aufheben für evtl. weitere Igel oder anzusetzende Beine;

- jeder schneidet nun Igel aus;

- grünes Tonpapier als Wiese austeilen, Rückseite beschriften;

- die Igel werden nun im unteren Bereich der Wiese festgeklebt (evtl. Hilfe bei der Komposition);

- Demonstration: „Stacheln" aus Zeitungspapier reißen; am besten senkrecht zu den Schriftzeilen (d. h. in Laufrichtung des Papiers);

- die Teilnehmer üben das Reißen der Streifen und fertigen schließlich eine Vielzahl von „Stacheln" an.

Material pro Teilnehmer

1 Tonpapier A3, grün
als Hintergrund

1 Tonpapier A4, braun
für den Igelkörper

1 Schere
1 UHU stic MAGIC
1 Pinsel
1 Bleistift
1 Farbpalette

Material allgemein

alte Zeitungen

evtl. Tapetenkleister
mit Pinsel und Gefäß
(statt Klebestic)

Ölpastellkreiden, dunkel

Dispersionsfarben
für Früchte

zusätzliche
Tonpapierflächen
zur Demonstration
des Schneidens der
Igelkörper und als Ersatz

Eimer zum Auswaschen
der Pinsel

Küchenrolle
Schere

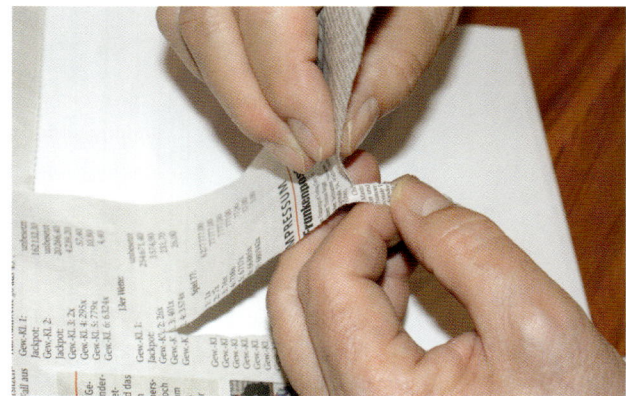

Pause

Aufräumen der Zeitungspapierreste und Vorbereitung der Arbeitsplätze für Teil 2.

Teil 2
nach der Pause
Die Stacheln anbringen

- Demonstration: dichtes Aufkleben der Streifen bogenförmig von außen nach innen. Achtung: nur den unteren Teil der Streifen mit Kleber einstreichen. Dadurch stellen sich die Stachelenden auf und das Bild erhält Plastizität;

- je nach Zeit: evtl. Entdecken weiterer Ausgestaltungsmöglichkeiten, z.B. Beine ansetzen, Äpfel oder Birnen dazu malen, eine Wiese mit Ölpastellkreide oder Acrylfarben andeuten.

- Alternative Ausführung: Eine leichtere Version wäre, die Stacheln mit schwarzer Ölpastellkreide zu zeichnen.

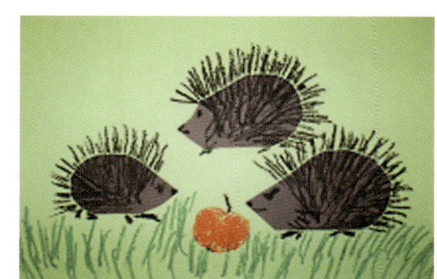

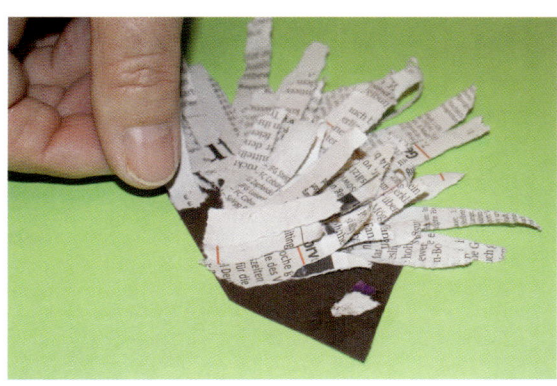

Abschluss

- gemeinsames Aufräumen
- Rückblick und Würdigung
- Ausblick auf nächstes Treffen
- Verabschiedung

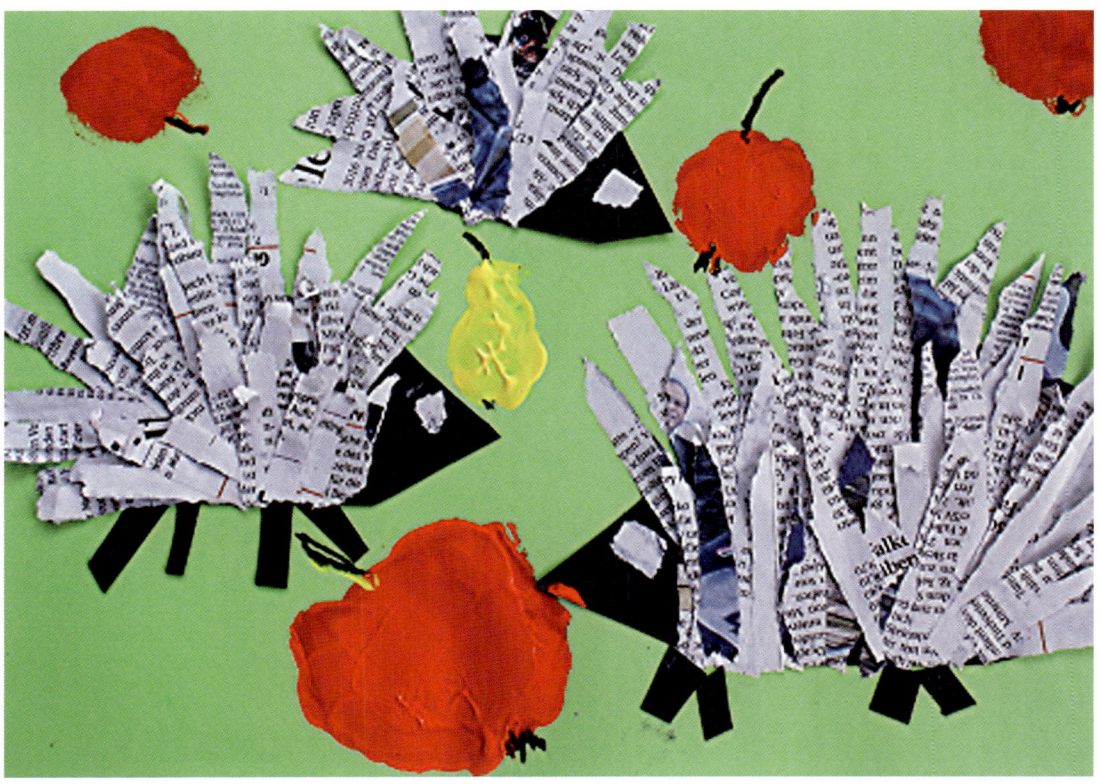

13. Das Herbstblatt **

Material pro Teilnehmer

**Hausaufgabe war:
2-3 große Herbstblätter sammeln, pressen und mitbringen**

1 Malkarton A3, weiß oder gelb

1 Borstenpinsel, fingerdick

1 Pappteller als Farbpalette

1 Klebestift

Material allgemein

**Dispersionsfarben:
grün, gelb, orange, rot, braun, beige und schwarz**

Wassereimer zum Auswaschen der Pinsel durch Helfer

Küchenrolle

weitere Herbstblätter als Ersatz bereithalten

1 fertiges Beispielbild zur Demonstration

Methodischer Ablauf

Einleitende Worte zum Herbst:

Veränderung der grünen Farben des Laubs. Natur bereitet sich auf die Winterpause vor.

Teil 1
Herbstblatt aufkleben und beginnen, seine Form nachzumalen

- Mitgebrachte Herbstblätter in der Gruppe zeigen, benennen, Besonderheiten herausstellen;

- Malkartons austeilen, Rückseite mit Name und Datum versehen;

- das schönste Blatt auflegen, je nach Blattform Quer- oder Hochformat, mit Kleber **vorsichtig** auf der glatteren Seite einstreichen, aufkleben und andrücken;

- wir erinnern uns, welche Farbe das Blatt im Frühjahr und Sommer hatte: grün;

- grüne Farbe austeilen (Klecks auf Palette);

- wir umfahren die Blattform zuerst mehrmals nur mit dem Finger, dann erst malen wir die Form mit dem Pinsel nach.

Pause

Hände waschen, während der erste Teil der Arbeit trocknet.

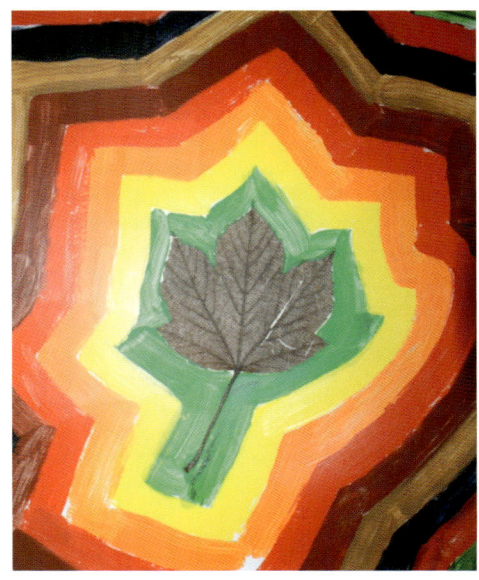

Teil 2
nach der Pause
Um das Blatt weitermalen

- Nun sollen um das grüne Blatt der Reihe nach die Farben des Herbstes erscheinen: gelb, orange, rot, braun, schwarz (wobei nicht alle Farben verwendet werden müssen);

- die Blattform wächst dabei immer weiter und überschreitet an manchen Stellen den Rand des Malkartons, um an anderer Stelle wieder aufzutauchen.

Abschluss

- Signieren der Werke
- gemeinsames Aufräumen
- Volkslied „Bunt sind schon die Wälder" singen
- Gedicht von Christian Friedrich Hebbel
- Rückblick
- Ausblick auf nächstes Treffen
- Verabschiedung

Herbstbild

Dies ist ein Herbsttag, wie ich keinen sah!
Die Luft ist still, als atmete man kaum,
Und dennoch fallen raschelnd, fern und nah,
Die schönsten Früchte ab von jedem Baum.

O stört sie nicht, die Feier der Natur!
Dies ist die Lese, die sie selber hält,
Denn heute löst sich von den Zweigen nur,
Was von dem milden Stahl der Sonne fällt.

(Gedicht von Christian Friedrich Hebbel)

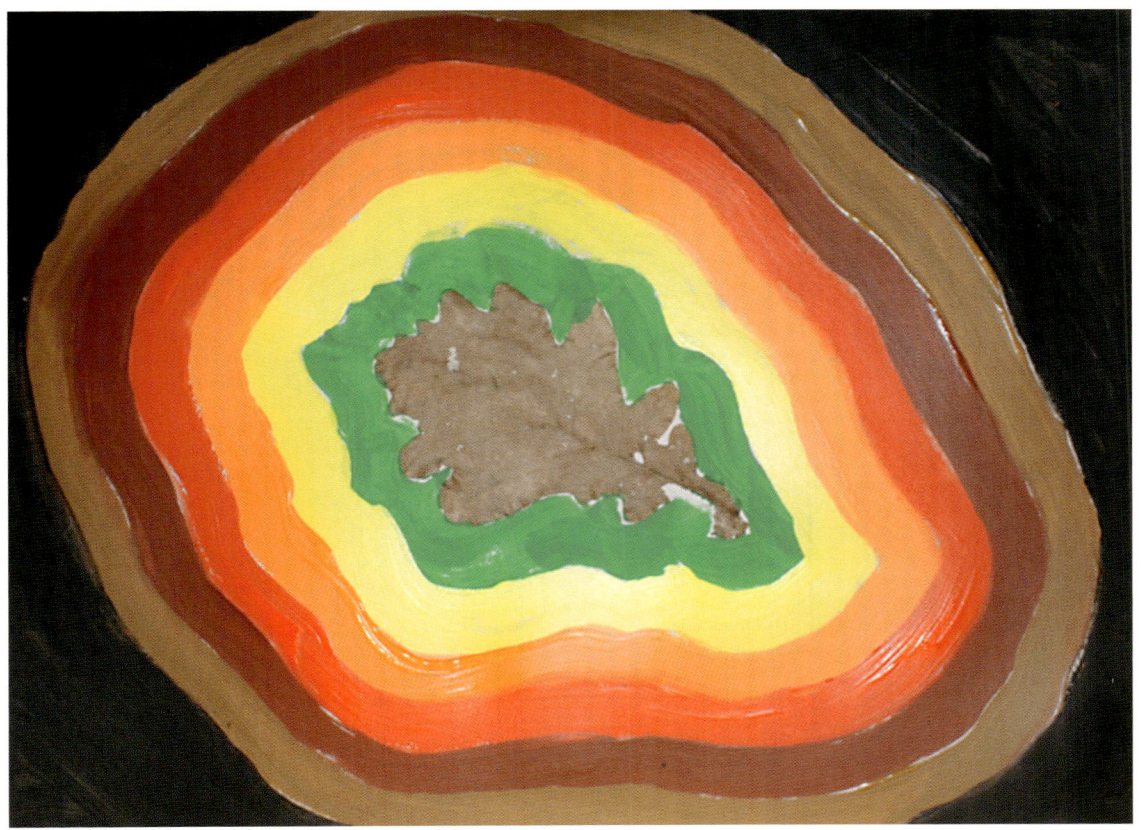

14. Der Drachen *

Material pro Teilnehmer

1 Karton A3, weiß

1 Ölpastellkreide, dunkel

1 Farbpalette/Pappteller

1 Borstenpinsel, fingerdick

1 großes Wasserglas (z. B. Gurkenglas) zum Auswaschen der Pinsel

Material allgemein

Original-Drachen in seiner ursprünglichen Form (Raute) zur Anschauung

Ölpastellkreiden für Gesicht

verschiedene Fingerfarben oder Acrylfarben

Küchenrolle zum Trocknen des Pinsels und der Hände

Methodischer Ablauf

Einleitende Worte zum Drachen:

Heute lassen wir im Zimmer Drachen steigen ... Drachen anschauen und Teile benennen.

Teil 1
Den Drachen malen

- Malkarton austeilen, rückseitig mit Namen und Datum beschriften;
- Demonstration: Drachenform;
- flächenfüllend zeichnen wir mit Ölpastellkreide den viereckigen Umriss unseres Drachens;
- wir malen dann diese Fläche in unserer „Drachenfarbe" aus: Farben nach Wunsch austeilen und Fläche bemalen;

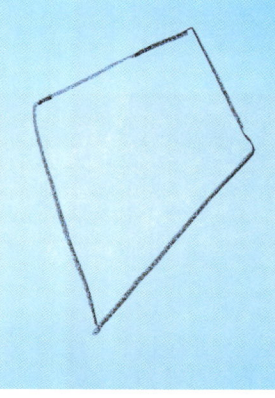 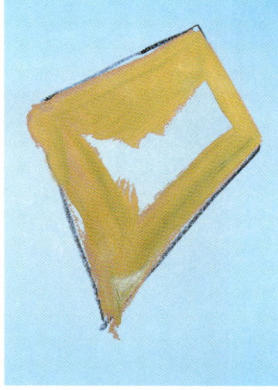

- zeigen und ausführen: Gesicht des Drachens mit verschiedenen Ölpastellkreiden zeichnen;
- dann mit dunkler Ölpastellkreide den Schwanz als bewegte Linie um den Drachen zeichnen, evtl. Hilfestellung.

Pause

Händewaschen, Arbeitsplatz säubern und für Teil 2 vorbereiten.

Teil 2
nach der Pause
Den Drachenschwanz gestalten

* Zeigen: durch Fingerabdrücke rechts und links der
  Schwanzlinie entsteht der bunte Schwanz;

  Empfehlung: Erst eine Seite des Schwanzes fertig-
  stellen, dann die gegenüberliegende Seite. Es ist
  sinnvoll, das Blatt analog zum Verlauf der Schwanzlinie zu drehen, d. h. es wird beidhändig
  koordinierend gearbeitet;

* einige Wunschfarben auf Palette austeilen.
  Die TN stuppen nun mit den Fingern den bunten
  Drachenschwanz;

* damit der Drachenschwanz bunt wird, immer wieder
  zum Farbwechsel ermuntern. Die Finger müssen dabei
  nicht gewaschen, sondern nur abgewischt werden.

> *Der Drachen*
>
> *Ein Drachen tummelt sich verwegen*
> *in Lüften, die sich stürmisch regen.*
> *Er fühlt so frei sich auf der Welt,*
> *nur einer ihn am Bande hält.*
> *Denn ohne Bindung würd' der Drachen*
> *nur jämmerlich zu Boden krachen!*
>
> *(Gedicht nach Karl-Heinz Söhler)*

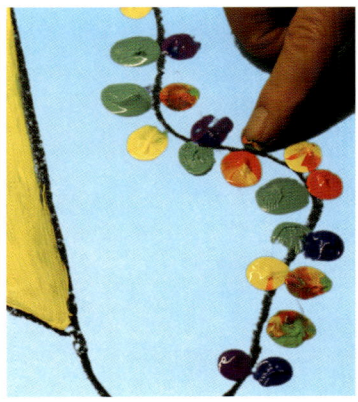

Abschluss

* Gedicht
* aufräumen
* Rückblick
* Ausblick
* Verabschiedung

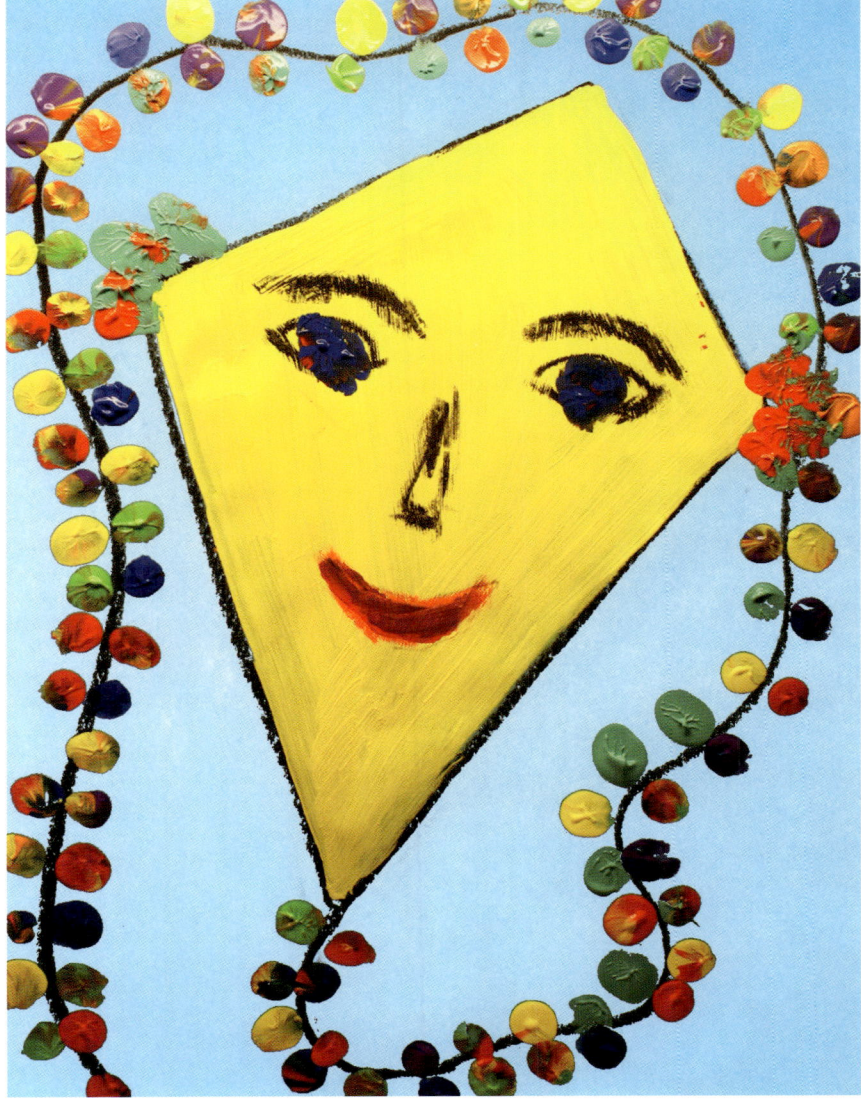

15. Der Erinnerungstein *

Methodischer Ablauf

Material pro Teilnehmer

1-2 flache, etwa handtellergroße, glatte Steine

Borstenpinsel, fingerdick

1 Farbpalette

Material allgemein

Dispersionsfarben

Eimer mit Wasser zum Auswaschen der Pinsel

1 Dose schnell trocknender, farbloser Glanz-Sprühlack (Baumarkt) oder Fixativ glänzend

einige Lackmalstifte in kräftigen Farben (Paint Marker bzw. Permanent Marker, z. B. von Edding)

Küchenrolle

Einleitende Worte zum Stein:

Wir haben Ihnen heute zur letzten Stunde schöne Steine mitgebracht. Wir wollen daraus Erinnerungssteine gestalten, als Andenken an unsere gemeinsamen Maltage.

Teil 1
Den Stein erfühlen

- Jeder TN darf sich einen Stein aussuchen;

- Stein in die Hand nehmen, befühlen, Form und Glätte ertasten und beschreiben (evtl. dabei Augen schließen);

- den Stein darf jeder TN mit seiner Lieblingsfarbe bemalen und ihn zu einem Erinnerungsstein an die Malstunden oder zu einem Verschenkstein machen;

- Farbe aussuchen, davon kleinen Klecks auf Palette geben. Farbe nicht verdünnen, damit sie pastos gut deckt;

- wir bemalen die Oberseite des vor uns liegenden Steins gut deckend in unserer Lieblingsfarbe.

Pause

Dispersionsfarben wegräumen, der bemalte Stein trocknet.

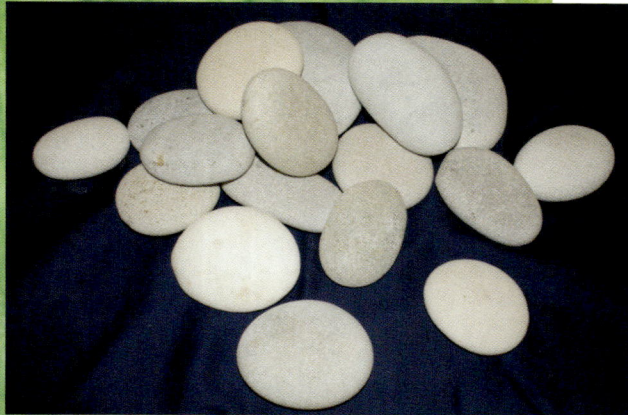

Der Stein

Ein kleines Steinchen rollte munter
Von einem hohen Berg herunter.
Und als es durch den Schnee so rollte,
Ward es viel größer als es wollte.
Da sprach der Stein mit stolzer Miene:
„Jetzt bin ich eine Schneelawine."
Er riß im Rollen noch ein Haus
Und sieben große Bäume aus.
Dann rollte er ins Meer hinein,
Und dort versank der kleine Stein.

(Gedicht von Joachim Ringelnatz)

Teil 2
nach der Pause
Den Stein beschriften

- Nach der Pause überlegen wir uns, was wir auf den Stein schreiben könnten, z. B. unseren Namen, unseren Vornamen, unsere Initialen (erklären!) oder das Wort „Danke". Oder den Namen dessen, der den Stein bekommen soll;

- Beschriftung der bemalten Seite mit bereitgestellten Lackstiften;

- die getrockneten Steine werden (möglichst im Freien oder in einem anderen Raum) aufgelegt und vom Leiter mit schnell trocknendem Glanzlack sehr dünn übersprüht;

- nach dem Aufräumen erhält jeder TN seinen fertigen Stein;

- wir betrachten das gelungene Werk und freuen uns über das geschaffene persönliche Stück.

Abschluss

- Wir erzählen, was wir mit dem Stein machen wollen, und verpacken ihn sorgsam in Papiertücher;

- weil wir heute mit dem Malen nicht so lange gebraucht haben, ist noch Zeit, mithilfe von ausgestellten Bildern aus früheren Stunden voll Stolz und mit Genugtuung auf die vielen Nachmittage des Malens und Gestaltens und die eindrucksvollen Ergebnisse zurückzublicken;

- wir erinnern uns an die Themen, Techniken und so manches besondere Ereignis in dieser Zeit ...

Evtl. besprechen wir auch eine geplante Ausstellung unserer Werke.

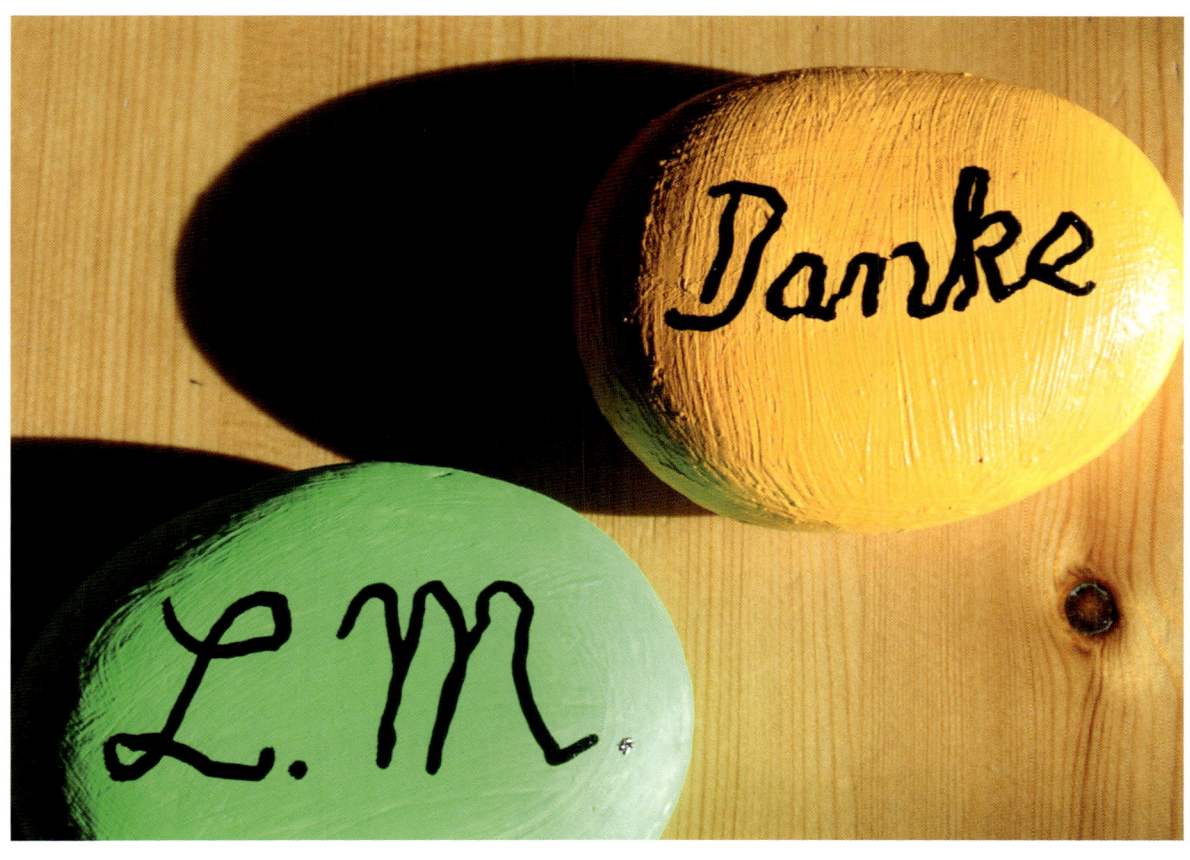

Sich Betrachtern öffnen

Gegen Ende des Projekts „Demente Menschen in der Kommune" stand eine öffentlichkeitswirksame Darstellung aller Aktivitäten. Dabei bildete die Ausstellung der entstandenen Werke einen besonderen Höhepunkt.

Als diese Ausstellung mit den Teilnehmern besprochen und sie gebeten wurden, ihre Werke dafür wieder von daheim mitzubringen, erlebten wir eine große Überraschung: Mehrere brachten ihre Arbeiten in sorgfältig und fachmännisch gefertigten Rahmen. Das deutete einerseits auf das erfreuliche Interesse der Angehörigen hin. Andererseits zeigte es, wie eindrucksvoll die Ergebnisse waren und dass die Betroffenen angesichts ihrer vorweisbaren Leistungen Stolz empfanden. Auch die Öffentlichkeit und die Presse reagierten sehr positiv auf die Ausstellung und die im Projekt realisierten Werke.

Für alle, die Ähnliches vorhaben, auch dazu einige Tipps:

Die an Demenz Erkrankten und ihre Angehörigen müssen rechtzeitig schriftlich von dem Vorhaben in Kenntnis gesetzt werden.

Die mitgebrachten Bilder sollten nach Bedarf noch etwas beschnitten und dann vom Leiter unbedingt auf einen sauberen Karton so aufgeklebt werden, dass er wie ein Passepartout wirkt.

Ideal erscheint ein Karton in neutralem Grau, er lässt jede Farbe gleichermaßen leuchten und harmonisiert das Gesamtbild.

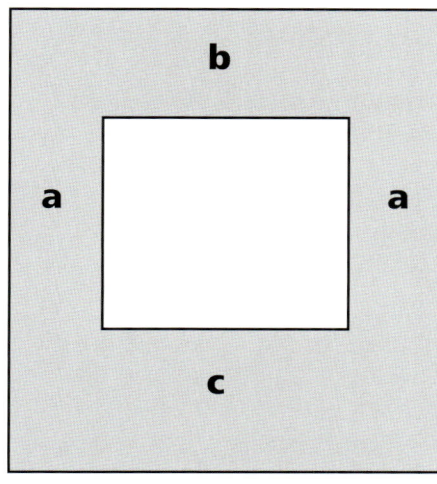

Die gängige Regel für Passepartouts lautet:

a ist kleiner oder gleich b
b ist kleiner oder gleich c

- Jedes Bild sollte zur Ausstellung evtl. nochmals auf dem Passepartout rechts signiert werden.

- Bei der Ausstellung empfehlen wir, Bildgruppen nach Themen zu bilden, wobei jeweils auf einer kleinen Info-tafel gut leserlich stehen könnte:

Schneemann
Mischtechnik aus Tropfbatik und Papiercollage

Beispiel für die Bild-Visitenkarte bei einer Ausstellung

- Aus Erfahrung wollen wir warnen vor einer immer schlampig-improvisiert und unprofessionell wirkenden Befesti-gung z. B. mit Tesa-Streifen

- Wir raten zu doppelseitigem Klebe-band bzw. Klebepads, am besten erscheinen uns aber Tesa Fotostrips in der Dose. Dadurch wird eine verdeckte Befestigung möglich, die nicht ablenkt und das Bild wirken lässt.

- Aus demselben Grund raten wir auch von einer Befestigung mit Pins/Nadeln an den Ecken ab, zumal sie immer Bild oder Passepartout verletzen.

- Und eine letzte Empfehlung erscheint uns sinnvoll: Die Besucher und Betrachter sind dankbar und verste-hen vieles besser, wenn der Leiter des Malprojekts anwesend ist, erklärt und auf Besonderheiten aufmerksam macht ...

... und vielleicht den Funken der Begeisterung und Freude weiter-geben kann, den die Teilnehmer beim Malen, die BetreuerInnen und der Leiter selbst beim Gestalten mit den demenziell veränderten Menschen erleben durften.

Demenz anders begegnen

Nach rund zwei Jahren regelmäßiger praktischer Arbeit beim „Malen mit Demenz" blicken wir zurück auf ein Projekt, das so oder in ähnlicher Weise in unserer älter werdenden Gesellschaft zunehmend gebraucht wird.

„Malen mit Demenz" verlangt viel Energie und Engagement von den Leitenden. Aber vieles ist durch Ausprobieren erlernbar, wenn man bereit ist, sich auf Menschen mit Demenz einzulassen, und das Wichtigste im Umgang mit ihnen mitbringt: Wertschätzung, Respekt und Menschenliebe.

Der Einsatz lohnt sich. Als größtes Geschenk erlebt man, wie an Demenz erkrankte Menschen voll Freude und Hingabe mitarbeiten und auf das Geleistete stolz sind. Sie spüren, dass sie etwas wert sind, etwas können, aktiv sein dürfen und für sich etwas Neues schaffen. Man erlebt, wie sie sich aufgehoben und wohl fühlen in der Gruppe.

Diese kleinen Glücksmomente zu teilen, ist für Leiter, Assistenten und Betreuer die Bestätigung, dass „Malen mit Demenz" ein guter Weg ist, um der Krankheit zu begegnen.

Dieser Praxisleitfaden will konkrete Impulse geben, demenziell veränderte Menschen mitzunehmen auf einen neuen Weg, ihnen etwas zuzutrauen, sich mit ihnen aufzumachen zu einem gemeinsamen kleinen Abenteuer, Grenzen zu überwinden und zu sehen, wohin die Reise führt.

Er soll Mut machen, der Krankheit Demenz durchaus positiv zu begegnen. Demenz ist zwar eine Einbahnstraße, aber es gibt auch hier kleine Umwege, die Freude bereiten, eine gute Abwechslung sind und neue Perspektiven eröffnen.

V. Dank

Menschen mit Engagement

Unser Dank gilt zunächst den an Demenz erkrankten Menschen, die regelmäßig zu den Malnachmittagen kamen und mit sichtlicher Freude, großer Begeisterung und Hingabe eindrucksvolle Werke schufen.

Ein herzlicher Dank geht auch an alle BetreuerInnen, die für den Kontakt zu den Familien, den Transport der TeilnehmerInnen, ihre einfühlsame Unterstützung beim Gestalten und für das angenehme Pausenangebot verantwortlich waren.

Und was wäre „Malen mit Demenz" gewesen ohne die hervorragende Kooperation mit den Leiterinnen des Gesamtprojekts „Menschen mit Demenz in der Kommune", Frau Guba, Frau Syma und Frau Heinlein? Deshalb gilt auch ihnen ein ganz besonderer Dank!

Zusammenfassung der wichtigsten Materialien

Malkarton A3, weiß, nicht wellend, saugfähig

Zeichenpapier A3, weiß, nicht wellend, saugfähig

Büropapier A4, 80g, weiß

Tonpapier in verschiedenen Farben und Größen

Glanz-Buntpapier, ungummiert, verschiedene Farben

Regenbogen-Buntpapier

Keilrahmen, 25 x 25 cm

Dispersionsfarben/Acrylfarben/Abtönfarben
in großen Flaschen, verschiedene Farben

Fingerfarben, ungiftig, verschiedene Farben

Ölpastellkreiden, verschiedene Farben

Tinte

Lackmalstifte

Pappteller o. Ä. als Farbpalette

Borstenpinsel, fingerdick

Küchenschwämme

Schere

Cuttermesser

Küchenmessser

Stahllineal

Küchenrolle/Papiertücher

Heißklebepistole und Patronen
(Niedrigtemperaturkleber
z. B. von UHU: Schmelzkleber)

UHU stic MAGIC Klebestift

Tapetenkleister

Glanzsprühlack/Fixativ

Kerzen

Korken

Tesa- oder Malerkrepp

Klebestreifen auf Abroller

alte Zeitungen

Wassergefäße, klein und groß

Mallappen

Verzeichnis der verwendeten Literatur

Deutsche Alzheimer Gesellschaft e.V. Berlin	Das Wichtigste über die Alzheimer-Krankheit – ein kompakter Ratgeber
Falk, J.	Basiswissen Demenz Lern- und Arbeitsbuch für berufliche Kompetenz und Versorgungsqualität Juventa Verlag, Weinheim, 2., überarbeitete Auflage 2009
Feil, N.	Validation: Ein Weg zum Verständnis verwirrter, alter Menschen Reinhardt, München, 9. Auflage 2010
Förstl, H. (Hg.)	Demenz in Theorie und Praxis Springer, Berlin, 3., aktualisierte und überarbeitete Auflage 2011
Furtmayr-Schuh, A.	Die Alzheimer Krankheit – Das große Vergessen. Wissen, vorbeugen, behandeln, mit der Krankheit leben Kreuz-Verlag, Freiburg 2000
Ganß, M.	Demenz-Kunst und Kunsttherapie Mabuse-Verlag, Frankfurt am Main, 2. Auflage 2013
Link, M. R.	Wenn das Gehirn nachlässt – Spezialkurs zur Erkrankung Demenz Diakonie Selb-Wunsiedel, Alzheimer Gesellschaft, Regionalgruppe Hof-Wunsiedel, ohne Jahresangabe
Morton, I.	Die Würde wahren Personzentrierte Ansätze in der Betreuung von Menschen mit Demenz Klett-Cotta, Stuttgart 2002
Nebauer, F.	Auf Flügeln der Kunst kopaed-Verlag, München 2011
Niedner, B. M.	Reise in ein unbekanntes Land Bildgestaltung mit demenzkranken Menschen Books on demand 2009
Schmidt-Hackenberg, U.	Anschauen und Erzählen Gedankenspaziergänge mit demenziell Erkrankten Vincentz-Verlag, Hannover 2004
Schmidt-Hackenberg, U.	Malen mit Dementen Vincentz-Verlag, Hannover 2005
Weidenfelder, M.	Mit dem Vergessen leben: Demenz. Verwirrte alte Menschen verstehen und einfühlsam begleiten Kreuz-Verlag, Freiburg 2004

VIII. Kurs- und Teilnehmerliste

Name der Teilnehmerin/des Teilnehmers, Alter, Telefon/Adresse der Angehörigen	Besonderheiten (z. B. Rollstuhl)	Name der Betreuerin/ des Betreuers	

Notfallnummern

Allgemeine Notfallnummern:

Rettungsdienst

Feuerwehr

Notarzt

Termin und Thema der Maleinheit

Bitte Anwesenheit eintragen

Notizen

Notizen

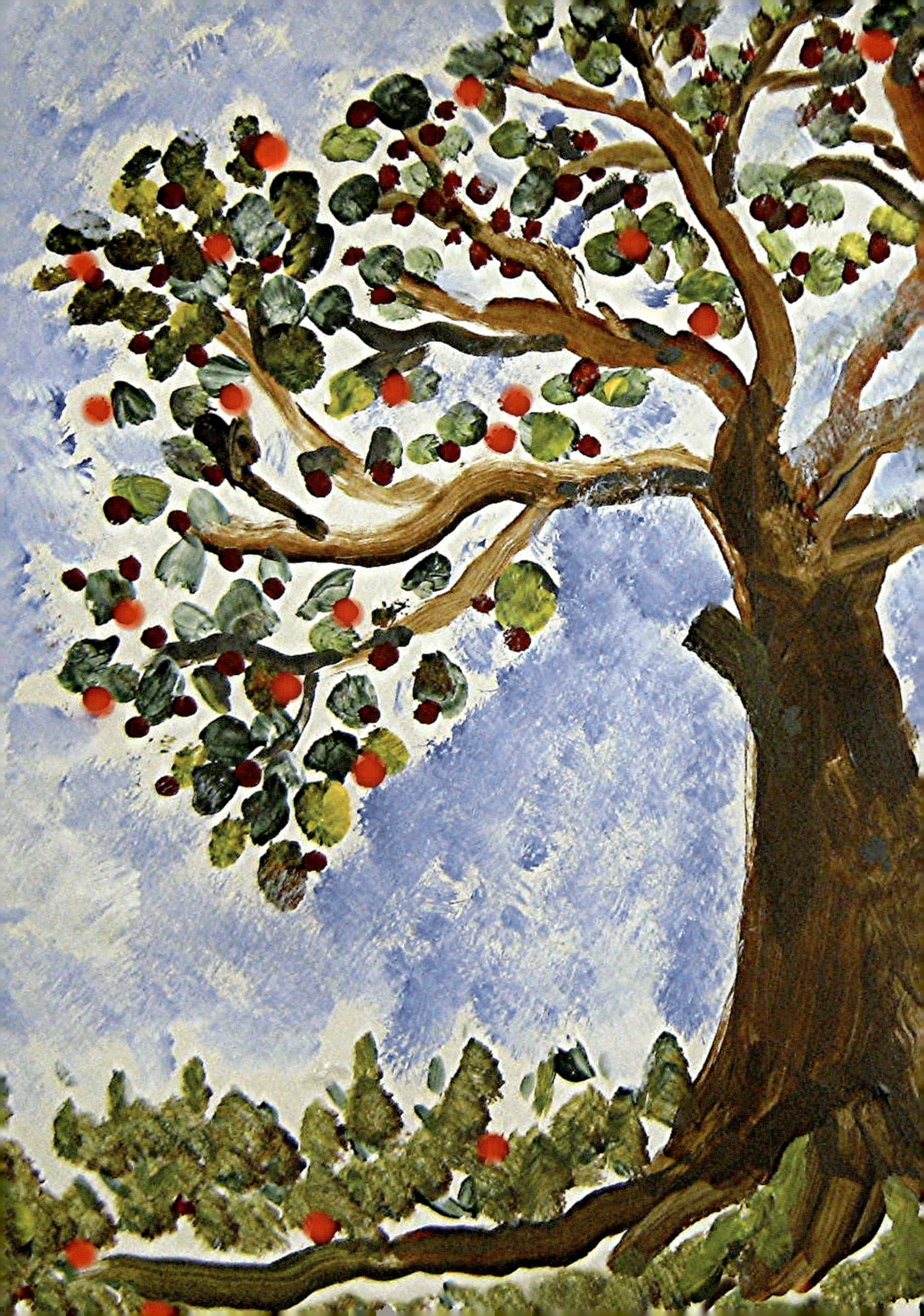

Thema Demenz im Mabuse-Verlag

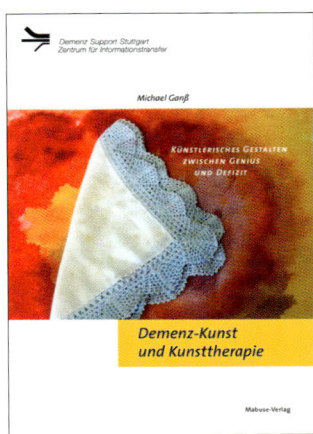

Michael Ganß

Demenz-Kunst und Kunsttherapie

▶ Künstlerisches Gestalten zwischen Genius und Defizit

Welchen Gewinn ziehen Menschen mit Demenz aus künstlerischem Gestalten? Verändert Demenz die künstlerische Arbeit? Ist die Kunst von Menschen mit Demenz „echte" Kunst? – Michael Ganß hat ein Grundlagenwerk geschrieben, das differenziert und umfassend die Zusammenhänge zwischen Demenz, Kunst und Therapie beleuchtet.

2. Aufl., 360 S., 34,90 Euro,
ISBN 978-3-940529-50-3

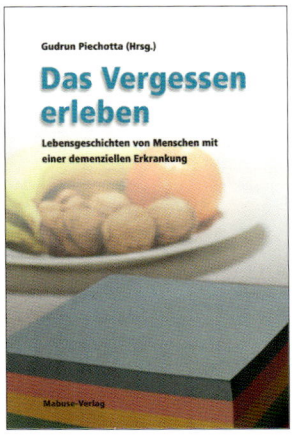

Gudrun Piechotta (Hrsg.)

Das Vergessen erleben

▶ Lebensgeschichten von Menschen mit einer demenziellen Erkrankung

Treten Sie doch einmal in die Fußstapfen von Menschen, die einen beginnenden Demenzprozess erleben: Was fühlen Sie, wenn Sie nicht mehr in der Lage sind, Ihrem Hobby nachzugehen oder die alltäglichen Arbeiten zu verrichten? Dieses Buch sammelt Berichte von Menschen in dieser Situation. Indem wir ihnen zuhören, erhöhen wir unsere Sensibilität für die Lebenslage der Betroffenen.

2. Aufl., 242 S., 19,80 Euro,
ISBN 978-3-938304-70-9

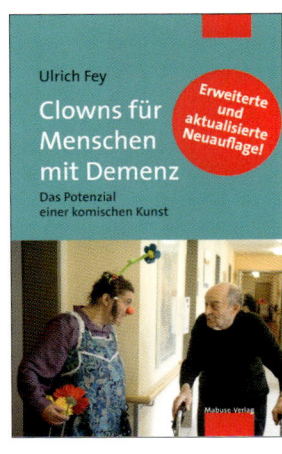

Ulrich Fey

Clowns für Menschen mit Demenz

▶ Das Potenzial einer komischen Kunst

Ulrich Fey erläutert die Grundlagen wirksamer Clownarbeit und prüft ihre Möglichkeiten im Zusammenhang mit Demenz. Er geht der Frage nach, warum gute Pflegebeziehungen in unserem Gesundheitswesen immer wieder einer Ausnahmeerscheinung wie der des Clowns bedürfen.

Ein „emotionales Sachbuch" – mit Anregungen und Analysen für Professionelle in Alten- und Pflegeheimen sowie für alle, die als Clowns auf diesem Feld arbeiten wollen.

2. Aufl., 205 S., 16,90 Euro,
ISBN 978-3-86321-015-1

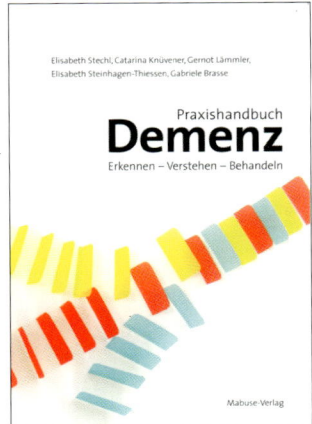

Elisabeth Stechl, Catharina Knüvener, Gernot Lämmler, Elisabeth Steinhagen-Thiessen, Gabriele Brasse

Praxishandbuch Demenz

▶ Erkennen – Verstehen – Behandeln

Im Zentrum dieses Praxishandbuchs steht die Lebensqualität von Patientinnen und Patienten mit Demenz. Die Autorinnen und Autoren verknüpfen jahrelange Praxiserfahrung und neueste wissenschaftliche Erkenntnisse aus dem medizinischen, neurologischen, geriatrischen, pflegerischen und neuropsychologischen Bereich.

Eine solide Basis für die tägliche Arbeit, mit einem inspirierend ganzheitlichen Ansatz.

336 S., 37,90 Euro,
ISBN 978-3-86321-038-0

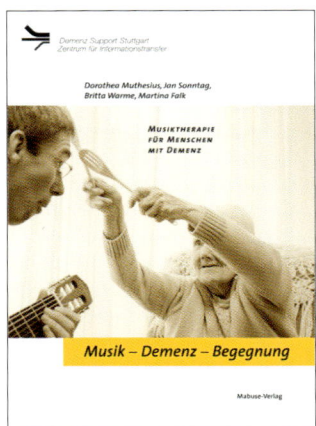

Dorothea Muthesius, Jan Sonntag, Britta Warme, Martina Falk

Musik – Demenz – Begegnung

▶ Musiktherapie für Menschen mit Demenz, mit DVD

Menschen mit Demenz brauchen Musik mehr als anderes und mehr als andere. In diesem Buch erläutern vier erfahrene MusiktherapeutInnen die neurologischen, biografischen und psychodynamischen Hintergründe der Arbeit mit Menschen mit Demenz.

335 S., 36,90 Euro,
ISBN 978-3-940529-55-8

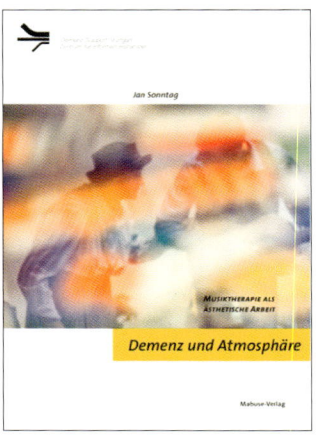

Jan Sonntag

Demenz und Atmosphäre

▶ Musiktherapie als ästhetische Arbeit

Fundiert durch umfangreiche qualitative Forschungsarbeit verknüpft Jan Sonntag die philosophischen Konzepte von Atmosphäre mit der Erfahrungswelt Demenz. Auf dieser Grundlage entwickelt er Schritt für Schritt ein ästhetisches Verständnis von Therapie. So erhalten sowohl Professionelle in Therapie und Pflege als auch wissenschaftlich Tätige ein klares Bild davon, wie Atmosphären in der Begleitung von Menschen mit Demenz wahrgenommen und gestaltet werden können.

335 S., 33,90 Euro,
ISBN 978-3-86321-153-0

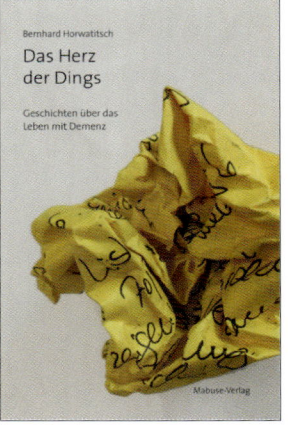

Bernhard Horwatitsch

Das Herz der Dings

▶ Geschichten über das Leben mit Demenz

Bernhard Horwatitsch beschreibt Menschen mit Demenz, die er im Rahmen der ambulanten Pflege betreut. Entstanden sind eindrückliche, sprachlich wunderschöne Miniaturen, die ernste und heitere, überraschende und Mut machende Sichtweisen auf das Leben mit Demenz eröffnen.

147 S., 16,90 Euro,
ISBN 978-3-86321-149-3

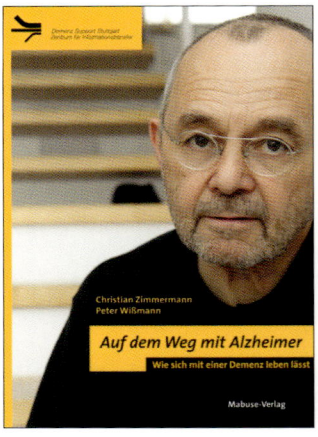

Christian Zimmermann, Peter Wißmann

Auf dem Weg mit Alzheimer

▶ Wie sich mit einer Demenz leben lässt

Ein einzigartiges Mutmachbuch: Der Autor selbst lebt seit einigen Jahren mit der Diagnose Demenz. Mit Peter Wißmann, Geschäftsführer der Demenz Support Stuttgart, gibt er – als erster Demenzbetroffener überhaupt – in diesem Buch seine Erfahrungen weiter.

In persönlichen Schilderungen, mit konkreten Tipps und vielen Anregungen wenden sie sich an Menschen, die mit Demenz leben müssen. Aber sie schreiben auch für all jene, die in Kontakt zu Betroffenen stehen oder ganz einfach Angst vor Alzheimer haben.

150 S., 16,90 Euro,
ISBN 978-3-940529-90-9

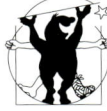

Mabuse-Verlag, Kasseler Str. 1a, 60486 Frankfurt, Tel.: 069-70 79 96-16, versand@mabuse-verlag.de, www.mabuse-verlag.de